Essen und Trinken gegen Burnout
Tipps & Rezepte

Sabine Nelke / Ulrike Tanzer

Essen und Trinken gegen Burnout

Tipps & Rezepte

CARE LINE

Impressum

Redaktion:	Sandra Wolf
Umschlaggestaltung:	Heinz Kraxenberger, kraxenberger konzept & design, München
Layout / Satz:	Carsten Klein
Bildmaterial:	CUBESTOCK, Copyright © 2004 Cubestock and its licensors. All rights reserved.

Fichtenstraße 2, 82061 Neuried
Tel.: 089 / 74 55 51 0, Fax: 089 / 74 55 51 13
E-Mail: verlag@care-line.de
Internet: www.care-line.de

ISBN 3-937252-67-3

Die Deutsche Bibliothek – CIP-Einheitsaufnahme
Die Deutsche Bibliothek verzeichnet diese Publikation in der Deutschen Nationalbibliografie; detaillierte bibliografische Daten sind im Internet über http://dnb.ddb.de abrufbar.

Vorwort

Der alltägliche Stress lässt uns häufig nicht zur Ruhe kommen. Der Beruf, die Familie und andere Aufgaben nehmen uns oft die Zeit, über unser Wohlbefinden nachzudenken. Dabei wissen auch Sie genau: „In einem gesunden Körper wohnt ein gesunder Geist."

Wie viele Minuten verwenden Sie täglich darauf, Ihren Körper so gesund wie möglich zu erhalten? Vielleicht erlauben es Ihnen die regelmäßigen Verpflichtungen kaum, die notwendigen Pausen einzulegen, um sich dem Zustand Ihres Körpers zu widmen. Dabei ist genau dies so wichtig, damit er gestärkt dem Alltagsstress gewachsen ist.

Wenn Sie schnell gestresst sind und sich schon beim geringsten Anlass auf die berühmte Palme bringen lassen, ist es höchste Zeit, inne zu halten und sich Gedanken zu machen – Gedanken um Ihr Wohlbefinden. Schneller als Sie es sich vorstellen können sind Sie nämlich in der Burnout-Spirale gefangen und kommen ohne professionelle Hilfe nicht so schnell wieder heraus. Fangen Sie deshalb jetzt an und tun Sie alles, um einem möglicherweise beginnenden Burnout entgegenzuwirken!

Dafür haben Sie keine Zeit? Dann sollten Sie sich mit diesem Buch beschäftigen, denn es zeigt Ihnen, wie Sie schnell und ohne viel Aufwand einem Burnout vorbeugen können: durch eine vitaminreiche Ernährung, die Sie für den Alltag stark macht und auch noch gut schmeckt! Das kostet nicht viel Mühe, denn essen müssen Sie sowieso! Die dazugehörigen Rezepte finden Sie natürlich auch in diesem Buch.

Nehmen Sie sich die Zeit, dieses Buch aufmerksam zu lesen und schützen Sie sich so auf angenehme Art und Weise gegen den alltäglichen Stress und damit gegen die Entstehung eines Burnouts! Essen Sie sich alltagsstark und stressgewappnet!

Die Autorinnen

Inhaltsverzeichnis

Kapitel 1: Was ist Burnout?

Kapitel 2: Ernährungsgewohnheiten heute und morgen

Kapitel 3: Ernährung bei Burnout

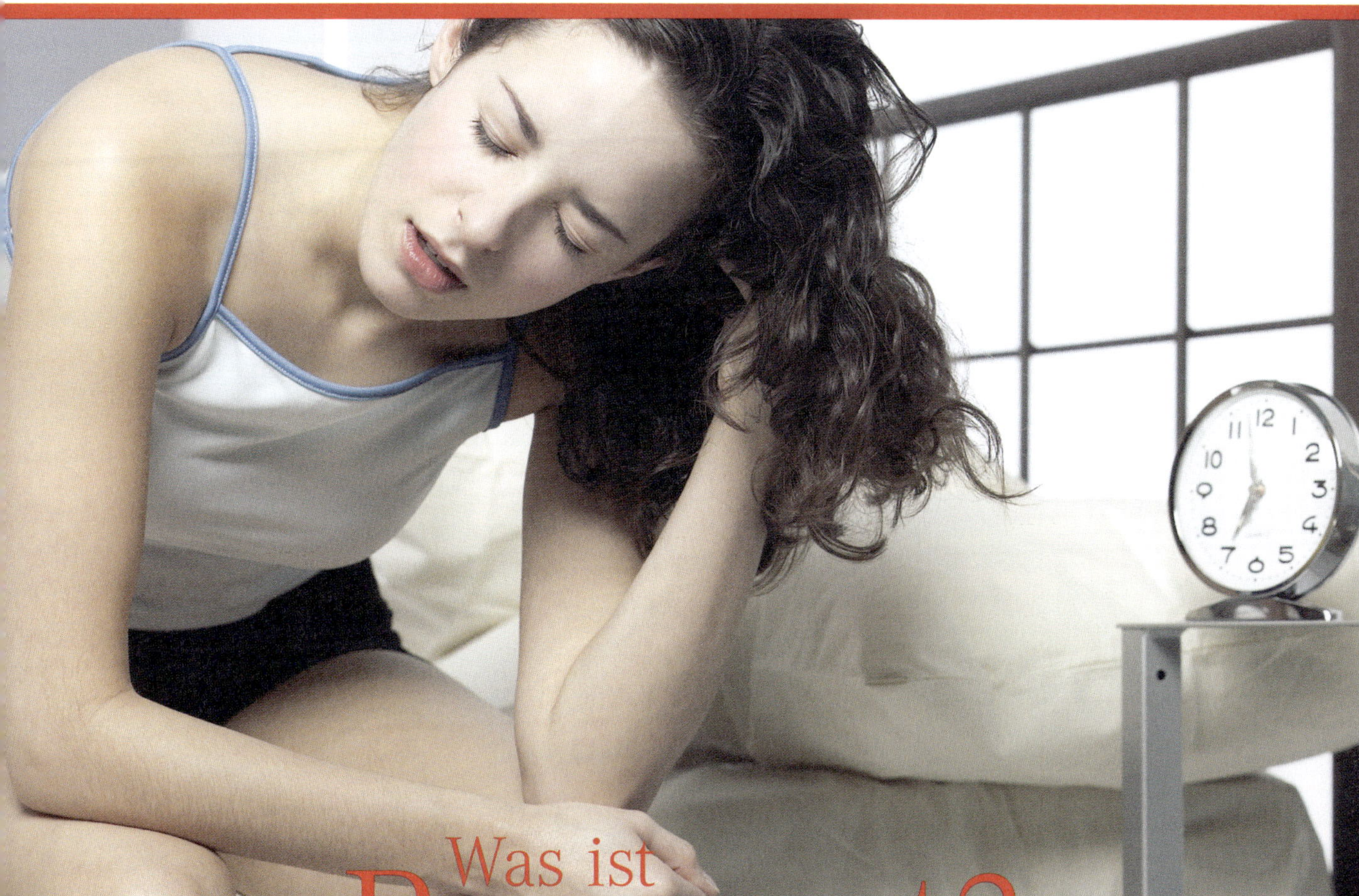

Was ist Burnout?

Einführung und Definition

Burnout bedeutet wörtlich übersetzt „ausgebrannt sein". Die Menschen, die unter dieser Krankheit leiden, sind im wahrsten Sinne des Wortes „ausgebrannt", denn sie leiden unter einer völligen geistigen und körperlichen Erschöpfung.

Genervt? Schlapp? Kraftlos?

Sind Sie schnell genervt? Haben Sie sich schon einmal schlapp und kraftlos gefühlt, als Sie morgens aufwachten? Sind Ihnen Verabredungen mit Freunden oder ein Ausflug mit Ihrer Familie einfach zu viel? Steht Ihre Arbeit immer an erster Stelle und Ihr Privatleben ist in den Hintergrund getreten? Dann sollten Sie sich ernsthaft mit Ihrem körperlichen und geistigen Wohlbefinden auseinandersetzen, denn das können **die ersten Anzeichen des Burnout-Syndroms** sein.

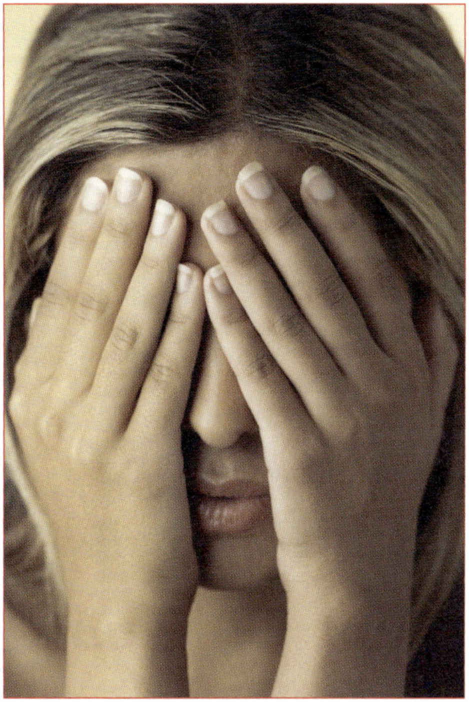

Sie denken, „Mich kann eine solche Krankheit in meinem Beruf nicht treffen!"? Das ist falsch gedacht, denn das Burnout-Syndrom kann **in allen Berufssparten** vorkommen. Von der Hausfrau bis zum Hochleistungssportler kann jeder an dieser Erkrankung leiden. Die Wahrscheinlichkeit, dass es auch Sie trifft, ist relativ hoch. 10 bis 15 Prozent aller Berufstätigen leiden unter dem Burnout-Syndrom. Besonders gefährdet sind Menschen in helfenden Berufen. Hier liegt die Anzahl der Betroffenen bei über 30 Prozent.

INFO

Man vermutet heute, dass in einigen Jahren 15-25 Prozent der Bevölkerung unter Burnout leiden werden. Das liegt zum einen an der ständig steigenden Informationsflut, aber auch an zunehmendem wirtschaftlichen Druck und daraus folgenden Umstrukturierungen.

Die **Entstehung** des Burnouts geschieht nicht plötzlich, von einem Tag auf den anderen, sondern **schleichend**, über einen relativ langen Zeitraum hinweg. Häufig ignorieren die Betroffenen die ersten Anzeichen, wie ständige Müdigkeit oder schnelles „auf die Palme gehen".

Die **Ursachen** für das Burnout-Syndrom sind **sehr vielfältig** und **unterschiedlich**. Sehr oft hängen sie mit der Arbeitssituation des Betroffenen zusammen. Dazu gehören unbewältigte Konflikte und anhaltende Stresssituationen genauso wie chronische Infekte und einseitige Ernährung. Häufig wird die Krankheit so lange ignoriert bis körperliche Beschwerden auftreten. Erst wenn die Betroffenen beispielsweise unter starken Kopfschmerzen leiden, wird ein Arzt aufgesucht.

Sind Sie Burn-out-gefährdet?

Haben auch Sie Angst, am Burnout-Syndrom zu erkranken, weil Sie sich ständig überfordert fühlen und einfach zu viel Stress haben? Finden Sie mit einem **Selbsttest** heraus, wie gefährdet Sie sind. **Vorbeugung heißt das Zauberwort** für den bestmöglichen Burnout-Schutz!

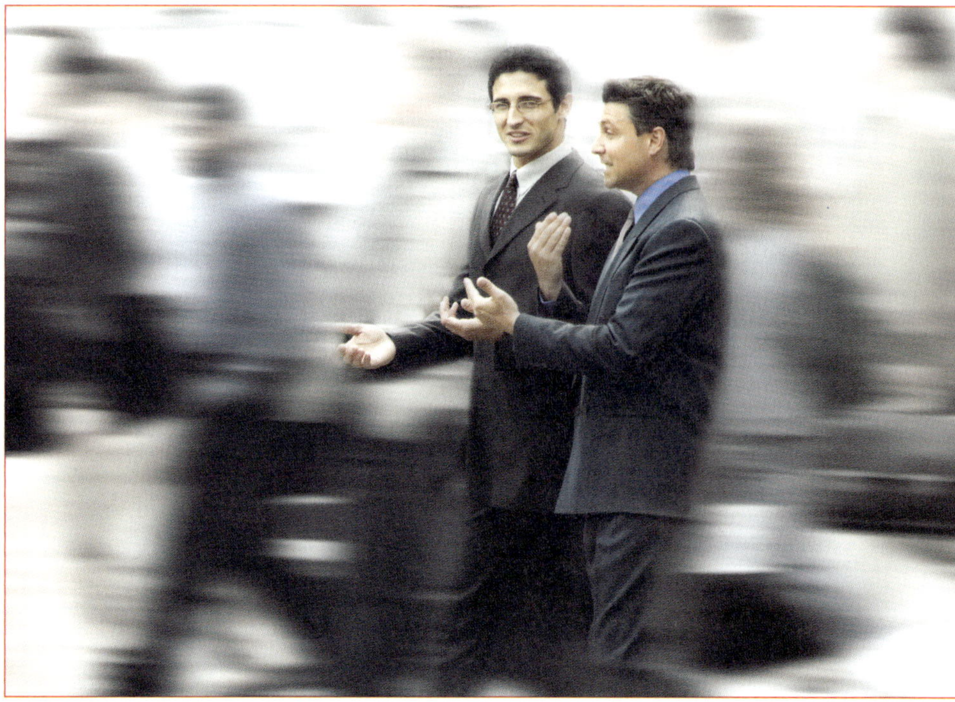

Die wenigsten Menschen wissen allerdings, dass man auf einfache Art, zum Beispiel mit **ausgewogener Ernährung**, dem Burnout-Syndrom vorbeugen kann. Die wichtigsten Schutzstoffe stecken nämlich in frischen, gesunden Lebensmitteln, welche Sie in „verarbeiteter Form“ in einer Vielzahl von leckeren Anti-Burnout-Rezepten in diesem Buch kennen lernen werden. Begleitend hierzu können auch **Gegenmaßnahmen**, wie zum Beispiel gezielte Entspannung, die Krankheit erfolgreich bekämpfen.

Erste Anzeichen für einen Burnout

Haben Sie Angst, am Burnout-Syndrom zu erkranken, weil Sie sich im Berufs- oder Familienleben sehr stark engagieren? Es gibt nur ein Rezept, welches Sie vor einem beginnenden Burnout-Syndrom schützen kann: Achten Sie auf die Warnsignale Ihres Körpers!

FALLBEISPIEL

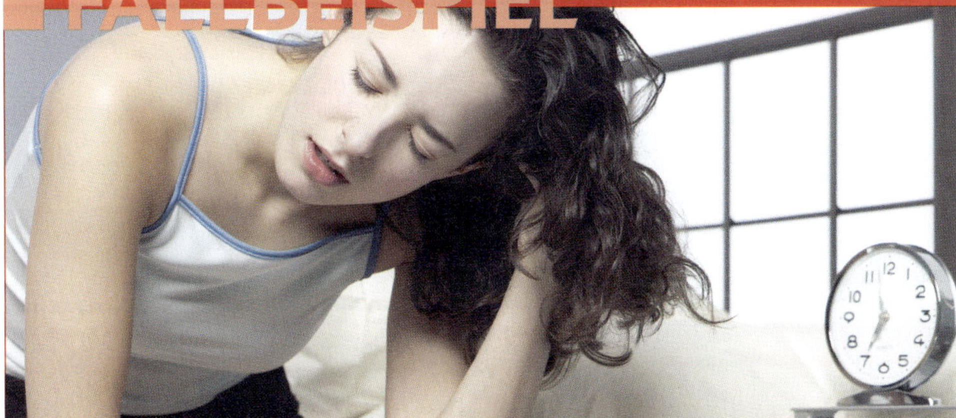

Frau Meier ist Lehrerin an einem Gymnasium. Sie ist Klassenlehrerin der 9a, Leiterin der Fachkonferenz für Biologie und die Vertrauenslehrerin für die Schüler. Sie macht ihre Arbeit gerne und bietet in allen Bereichen des schulischen Lebens ihre Hilfe an. Sie ist stolz, wenn die Schüler in ihrem Unterricht interessiert mitmachen und sie von den Kollegen für ihr Engagement gelobt wird. In letzter Zeit leidet sie jedoch häufig unter Kopfschmerzen und Schlaflosigkeit. Sie fühlt sich oft müde und erschöpft, doch ihre Arbeit vernachlässigt sie nicht. Leidet Frau Meier schon unter den ersten Warnsignalen für das Burnout-Syndrom?

Die ersten **Warnsignale** für das Burnout-Syndrom sind nur **schwer zu erkennen**. Gestresst ist schließlich jeder einmal! Auch Schlaflosigkeit und Kopfschmerzen kommen in normalen Stresssituationen häufig vor. Hinzu kommt, dass es sehr **viele verschiedene Anzeichen** für ein beginnendes „Ausgebrannt-Sein“ gibt und dass nicht bei jedem Betroffenen alle Symptome auftreten.

Achten Sie auf Ihr Wohlbefinden!

Doch was würden Sie an Frau Meiers Stelle tun? Wenn Sie unter Kopfschmerzen und Schlaflosigkeit leiden und dadurch müde und erschöpft sind, würden Sie dann weitermachen wie bisher? Natürlich kommt es gelegentlich vor, dass man gestresst ist. Doch dann muss man dafür sorgen, die **Erholungszeiten** so zu gestalten, dass man sich emotional, geistig und körperlich wieder fit und einsatzbereit fühlt!

Frau Meier arbeitet jedoch weiter wie bisher. Sie hat immer ein offenes Ohr für ihre Schüler, bereitet ihren Unterricht bis ins letzte Detail vor und sagt niemals „nein“, wenn es um zusätzliche Arbeit geht. Sie hat die ersten Anzeichen ihres Körpers für ein beginnendes Burnout-Syndrom nicht wahrgenommen oder einfach beiseite geschoben. Ihre Schüler und Kollegen wundern sich nach einiger Zeit, denn Frau Meier ist nicht mehr die freundliche und engagierte Lehrerin, die sie jahrelang war: Frau Meier ist **leicht reizbar** geworden, häufig wird sie in ihrem Unterricht zu laut, wenn etwas nicht auf Anhieb klappt. Sie ist **unkonzentriert** und verliert häufig den „roten Faden“. Wollen Schüler sie ansprechen, geht sie oft ohne ein Wort **gleichgültig** weiter. Immer häufiger beschweren sich Eltern oder Kollegen über Frau Meier. Von ihrer **Familie** und ihrem **Freundeskreis** hat sie sich fast vollständig **zurückgezogen**. An geselligen Abenden oder Familienfesten nimmt die Lehrerin fast gar nicht mehr teil. Für Frau Meier ist es fünf vor zwölf! Wenn sie jetzt nicht die Notbremse zieht und sich in ärztliche Behandlung begibt, wird sich das Burnout-Syndrom fortsetzen. Ein **völliger körperlicher, geistiger und seelischer Zusammenbruch** kann die Folge sein!

Wachen Sie auf, bevor es fünf vor zwölf ist!

INFO

Erste Anzeichen für das Burnout-Syndrom

- *Hohes Engagement für berufliche oder familiäre Ziele*
- *Gefühl der Unentbehrlichkeit und Zurückschrauben der persönlichen Bedürfnisse*
- *Das Gefühl, nie Zeit zu haben*
- *Häufiges Auftreten von Müdigkeit, Kraftlosigkeit und Erschöpfung*
- *Immer knapper werdende Freizeit*
- *Fehlende Erholungszeiten*
- *Auftreten von Gereiztheit, Niedergeschlagenheit und Zynismus*
- *Probleme mit der Konzentration, wodurch sich die Leistungsfähigkeit vermindert und der Stress immer größer wird*
- *Gefühle von innerer Leere und Gleichgültigkeit*
- *Immer weniger Interesse an sozialen Kontakten im Berufsleben, im Freundeskreis und in der Familie*
- *Körperliche Beschwerden, z. B. Kopfschmerzen, Schlaflosigkeit, Muskelverspannungen, schwaches Immunsystem, Herzklopfen, Atembeschwerden, erhöhter Blutdruck, Verdauungsbeschwerden usw.*

Die Ursachen

Die Ursachen eines Burnouts sind genauso vielfältig wie die Symptome. In der Regel ist nicht eine Ursache ausschlaggebend, sondern es kommen viele verschiedene Gründe zusammen. Die Wissenschaftler sind sich immer noch nicht ganz einig darüber, welche Faktoren die Auslöser eines Burnouts sein können, aber es gibt viele verschiedene Vermutungen.

Individuelle Faktoren

Die meisten Personen, die unter einem Burnout leiden, haben eines gemeinsam: Sie versuchen, ein **labiles Selbstwertgefühl durch berufliche Erfolge auszugleichen**. Deshalb identifizieren sie sich mit ihrer Arbeit und sind übereifrig. Ein weiterer Faktor ist **Perfektionismus**. Die Betroffenen wollen alles richtig machen und lassen keine Fehler zu. Gleichzeitig sind sie aber häufig **anfällig für Stress**, ihre Belastbarkeit ist begrenzt und ihr Nervenkostüm ist nicht stabil. Besonders gefährdet sind Personen, die dem **Helfertyp** zugeordnet werden. Diese versuchen versagte Zuwendung aus der Kindheit durch einen Helferberuf zu kompensieren.

Bestimmt der Beruf Ihr Leben?

Berufsbedingte Faktoren

Durch **Konflikte** und Stress bei der Arbeit, **Mobbing** oder eine **schlechte Arbeitsatmosphäre** kann ein Burnout in Gang gesetzt werden. Zu **wenig Hilfestellung** von Kollegen sowie wenig oder gar keine Rückmeldung und Unterstützung vom Arbeitgeber begünstigen das Burnout-Syndrom ebenso wie starker **Leistungs- und Zeitdruck**, zu **hohes Arbeitsvolumen**, große Verantwortung, zu wenig Freiräume und zu geringe Entfaltungsmöglichkeiten.

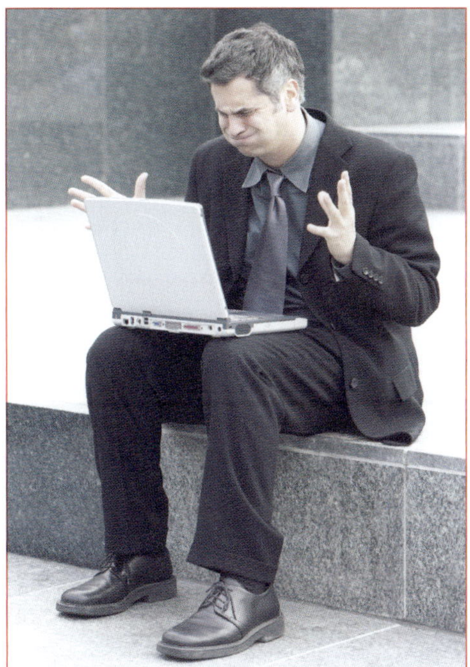

Fühlen Sie sich unwohl an Ihrem Arbeitsplatz?

Haben Sie Angst um Ihren Arbeitsplatz?

Gesellschaftliche Faktoren

Auch gesellschaftliche Faktoren, wie zum Beispiel die **Geringschätzung** einiger Berufe (häufig der Lehrerberuf!) oder **Angst um den Arbeitsplatz**, können Ursachen für das Burnout-Syndrom sein.

Einseitige Ernährung

Magnesiummangel kann zu Schlafstörungen führen!

Viele Menschen sind **zu bequem**, um sich über gesunde Ernährung Gedanken zu machen. Und selbst wenn sie es tun, so gewinnt der Pragmatismus gegenüber der Vernunft meist die Oberhand. Es geht im stressigen Alltagsgeschehen einfach schneller, eine Tiefkühl-Pizza in den Backofen zu schieben oder Pommes-Frites vom Imbiss zu holen. Das meinen zumindest viele Betroffene.

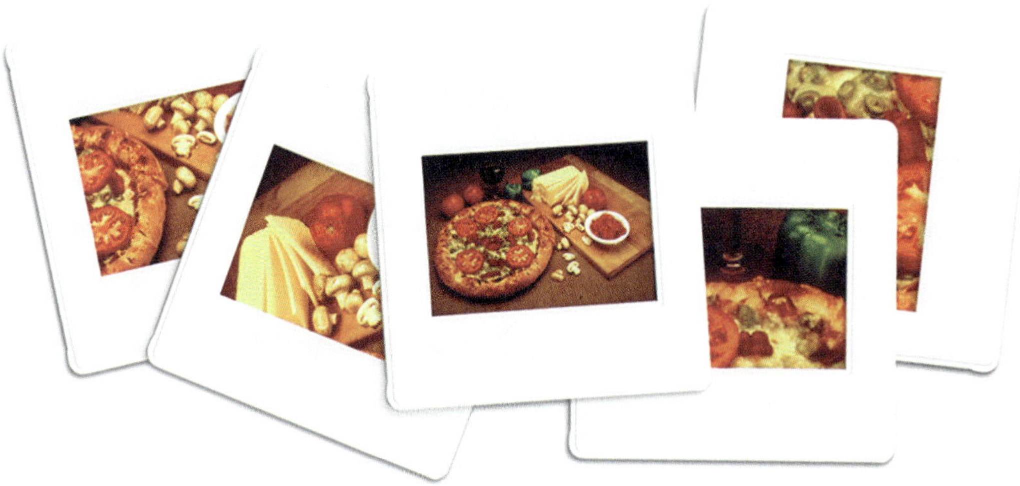

Auch die **Gewöhnung** spielt eine große Rolle bei der täglichen Nahrungsmittelauswahl.

Vitamin C-Mangel lässt Sie schnell gestresst sein!

Zudem können bestimmte Lebensumstände dazu führen, dass unser Körper einen **größeren Bedarf** an lebensnotwendigen Nährstoffen hat. Eine Schwangerschaft, die Einnahme einiger Medikamente, Stress oder auch Sport erhöhen den Bedarf einiger essenzieller Nährstoffe.

Eisenmangel macht Sie kraftlos!

Auch einige **Krankheiten** können einen Nährstoffmangel verursachen, indem sie zu einer verminderten Aufnahme oder zu einem erhöhten Verbrauch von Nährstoffen führen.

Infekte, Hormonstörungen, Störungen des Immunsystems und verschiedene äußere Einflüsse

Der chronische Erschöpfungszustand, der für das Burnout-Syndrom typisch ist, entsteht aber nicht nur durch die genannten Ursachen. Ebenso können **andere Belastungen des Körpers** diesen Erschöpfungszustand auslösen.

Leidet der Betroffene schon lange an einem **chronischen Infekt**, wie beispielsweise der Fehlbesiedelung des Darms mit Pilzen, den er vielleicht noch gar nicht bemerkt hat, dann kann es auch zu einer starken körperlichen Erschöpfung kommen, von der aus dann die anderen Phasen des Burnouts ihren Lauf nehmen. Das Gleiche gilt für eventuell auftretende **Hormonstörungen** oder **Störungen des Immunsystems** (z. B. Atemwegserkrankungen).

Auch äußere Einflüsse, zum Beispiel der häufige Kontakt mit verschiedenen **Giften** oder **ständiger Lärm**, können den Körper sehr viel Kraft kosten, dass er so erschöpft ist, dass diese Faktoren das Startsignal für einen Burnout sein können. Viele Menschen verbringen ihren Arbeitsalltag inmitten vieler Wohngifte, die aus Möbeln oder Tapeten austreten. Hinzu kommen Pestizide in Nahrungsmitteln, Amalgam in den Zähnen, Weichmacher in Kunststoffen, Chemikalien in Reinigungsmitteln und vieles mehr. Kommen viele solcher Gifte zusammen, kann das unseren Körper stark schwächen. Ebenso schwächt uns ständiger Lärm von lauter Radiomusik, lauter Straßenverkehr oder das Stimmengewirr in Großraumbüros.

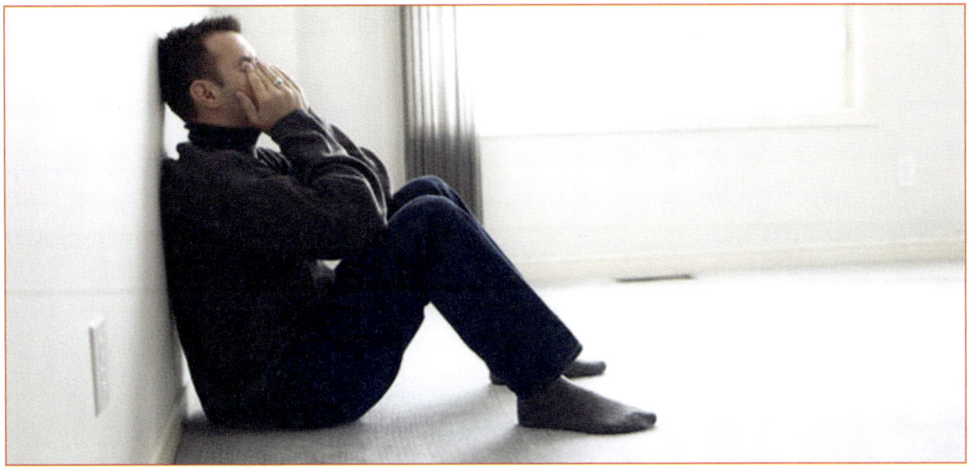

Es gibt noch **viele weitere äußere Einflüsse**, wie Staub, Hitze, Kälte, Schichtarbeit, häufig wechselnde Arbeitsorte, falsche Beleuchtung, zu wenig Bewegung…

Die vier Phasen des Burnouts

Ein Burnout verläuft in der Regel in vier Phasen. Die Grenzen zwischen diesen Abschnitten sind fließend. Die einzelnen Phasen sind bei den Betroffenen genauso unterschiedlich stark ausgeprägt wie die einzelnen Symptome.

Viele Betroffene hatten niemals Kopfschmerzen, obwohl sie alle vier Phasen des Burnouts erlebt haben. Bei anderen dagegen fingen die furchtbaren Kopfschmerzen zu dem Zeitpunkt an, als auch ihre Freizeit immer weniger wurde. Gemeinsam ist allen vier Phasen des Burnouts, dass die **Hoffnungslosigkeit** der Betroffenen kontinuierlich **ansteigt** und dass ihre **Erschöpfung** im Verlauf dieser vier Phasen immer **stärker wird**. Am Ende der vier Phasen sind sie sowohl körperlich und geistig, als auch emotional völlig erschöpft, völlig „ausgebrannt".

1. Phase: Erschöpfung durch übertriebenen Arbeitseinsatz

Herr Petermann ist Lehrer. Ein wirklicher Super-Lehrer! Er ist Klassenleiter, organisiert viele AGs, ist für die Bücherei zuständig, leitet zwei Fachkonferenzen und hat natürlich immer ein offenes Ohr für seine Kollegen, den Schuldirektor und die Schüler.

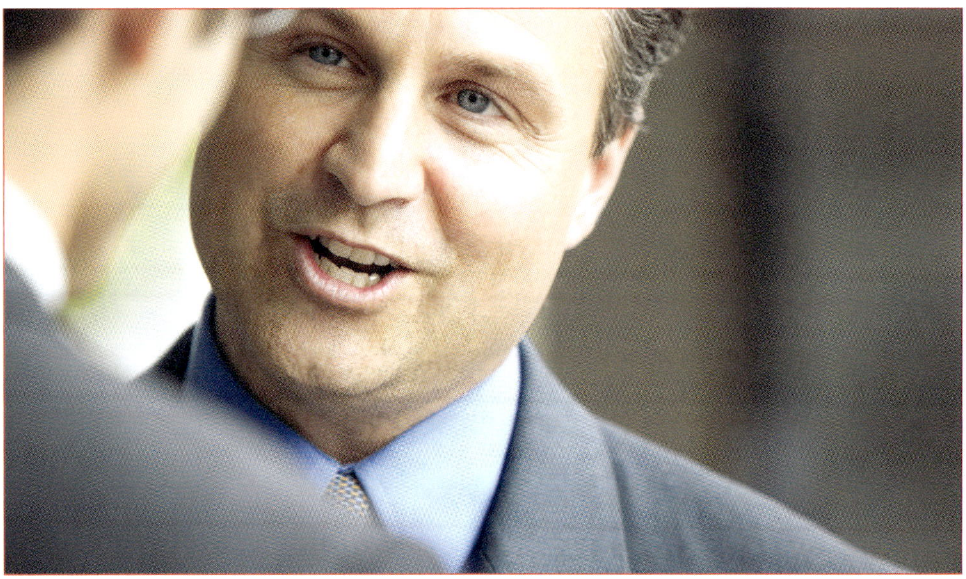

Oft fährt er nach der Arbeit zu einem seiner Schüler nach Hause um ein „Problemchen" zu klären. Gerne verleiht er an Kollegen sein mühsam vorbereitetes Unterrichtsmaterial.

Immer ist er bereit, auch einmal ein Fach zu unterrichten, in dem er sich nicht so gut auskennt. Er kann den fremden Unterrichtsstoff ja auch am Wochenende durcharbeiten!

Oft denkt er sich bis in die späten Abendstunden tolle Versuche oder Beobachtungen für seine Biologiestunde aus. Schließlich will er seine Schüler ja begeistern!

Leider streitet sich Herr Petermann neuerdings häufig mit seiner Frau, die ihn zu Hause nur noch in seinem Arbeitszimmer findet. Auch sein Sohn Tom würde gerne häufiger mit seinem Vater spielen.

Herr Petermann hat es bestimmt noch nicht bemerkt, aber er befindet sich schon mitten in der ersten Burnout-Phase.

1. Phase eines Burnouts

Überengagierter Arbeitseinsatz ⇨ **Verleugnen eigener Bedürfnisse** ⇨ **Erschöpfung durch ausbleibende Erholung**

Die erste Phase des Burnouts wird durch einen **extrem hohen**, fast schon **übertriebenen Arbeitseinsatz** gekennzeichnet. Der Betroffene ist bereit, alles für seinen Beruf zu tun. Dieser wird zum wichtigsten Lebensinhalt. Dem Betroffenen geht es dabei sehr gut. Er ist von seiner Arbeit **begeistert** und **setzt sich voll ein**. Sein Ziel ist die **Selbstbestätigung durch beruflichen Erfolg**. Persönliche Bedürfnisse und Sorgen treten völlig in den Hintergrund.

Die Arbeit ist das Wichtigste im Leben!

Bei diesem hohen Engagement für seine Arbeit **verleugnet** der Betroffene häufig seine **eigenen Bedürfnisse**. Er überschätzt sich selbst und arbeitet freiwillig mehr als er muss. Bald ist seine komplette Freizeit, die Wochenenden ebenso wie die Nächte und die Ferien, mit Arbeit ausgefüllt. **Der Beruf** ist für ihn **das Wichtigste** im Leben. Der Betroffene fühlt sich unentbehrlich und verdrängt darüber die immer häufiger auftretende Müdigkeit. **Negative Gefühle** gegenüber der Arbeit werden einfach **ausgeklammert**.

Irgendwann tritt dann natürlich die erste Erschöpfung auf. Langsam geht dem Betroffenen ein Licht auf und er bemerkt: „Ich habe nie Zeit!“. Leider ist er aber so gefangen in seiner „Arbeitssucht“, dass er die Schlinge nicht lösen kann und sich keine Möglichkeit zur Regeneration bietet.

2. Phase: Ernüchterung durch ausbleibende Erfolge

Herr Petermann arbeitet, arbeitet und arbeitet. Leider wird er aber auch durch die fehlende Erholung immer müder und erschöpfter. In seinen Fachkonferenzen ist Herr Petermann manchmal unaufmerksam.

Er hat das Gefühl, dass seine Schüler sich langweilen. Herr Petermann wünscht sich immer häufiger, einmal nicht arbeiten zu müssen. Er denkt darüber nach, dass er öfter etwas mit seinem Sohn unternehmen müsste. Auch seinen Freund Klaus hat er lange nicht mehr gesehen.

Herr Petermann vermisst seine Frau, die seit Wochen nur noch das Nötigste mit ihm spricht. Oft bricht er seine Vorbereitungen für die Schule einfach ab, weil er Kopfschmerzen hat oder einfach zu müde ist. Manchmal denkt er sogar „Ich wünsche mir einen anderen Beruf... mit festen Arbeitszeiten!".

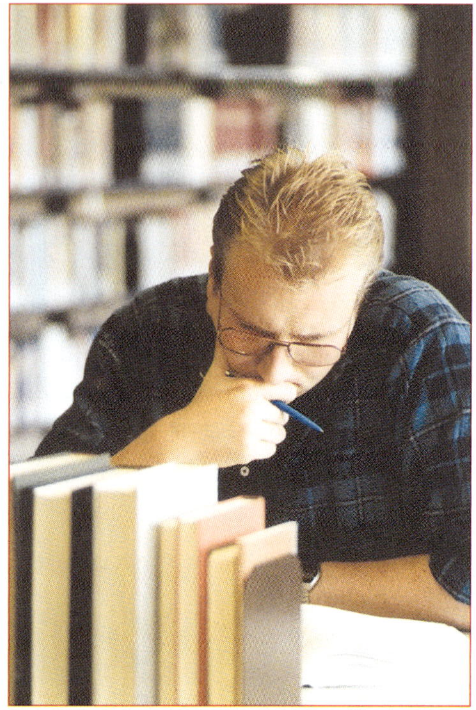

2. Phase eines Burnouts

Erschöpfung und Müdigkeit verstärken sich, Kopfschmerzen treten häufig auf, das Immunsystem ist geschwächt ⇒ **Stillstand der Erfolge im Berufsleben** ⇒ **Erste Desillusionierung**

Die zweite Phase des Burnouts ist dadurch gekennzeichnet, dass der **hohe Arbeitseinsatz** einfach nicht den **erwünschten Erfolg** bringt. Stattdessen treten **Müdigkeit und Erschöpfung** auf. Chronische Müdigkeit, Lustlosigkeit und völlige Abgeschlagenheit sind an der Tagesordnung.

Die anfängliche Überschwänglichkeit ist verschwunden. So langsam dämmert es dem Betroffenen, dass etwas mit ihm nicht stimmt. Es ist trotz seines unermüdlichen Arbeitseinsatzes zu einer **Stagnation** in seinem Berufsleben gekommen.

Dem Betroffenen geht lansam ein Licht auf!

Der Betroffene merkt, dass die **eigenen Erwartungen zu hoch** angesetzt waren. Langsam treten die negativen Seiten des Berufslebens immer mehr in sein Blickfeld. Auch die Defizite im sozialen und familiären Umfeld fallen dem Betroffenen auf. Er ist **desillusioniert**. Sein Leistungsvermögen wird abgebaut, wodurch seine Motivation, seine Kreativität und seine Gedächtnisleistungen immer mehr nachlassen. **Erste Beschwerden**, wie Kraftlosigkeit, Kopfschmerzen, eine schlechte Immunabwehr und Schlafstörungen treten auf.

3. Phase: Frustration durch Schuldzuweisungen

Herrn Petermann wird mehr und mehr bewusst, dass er in der Schule nicht mehr so gut zurechtkommt. In der Fachkonferenz Chemie konnte er seine Kollegen nicht von einem neuen Schulbuch überzeugen. Frau Arenz wurde zur neuen Vorsitzenden dieser Konferenz gewählt. Im Chemieunterricht sind Herrn Petermann einige Versuche misslungen. Er wird immer unzufriedener mit seinem Beruf als Lehrer und fühlt sich als Versager. Er ist von sich selbst enttäuscht, weil er mit den Anforderungen, die sein Beruf mit sich bringt, überfordert ist. Für seine Schüler hat Herr Petermann kein offenes Ohr mehr. Sie empfinden ihn als aggressiv und ungerecht.

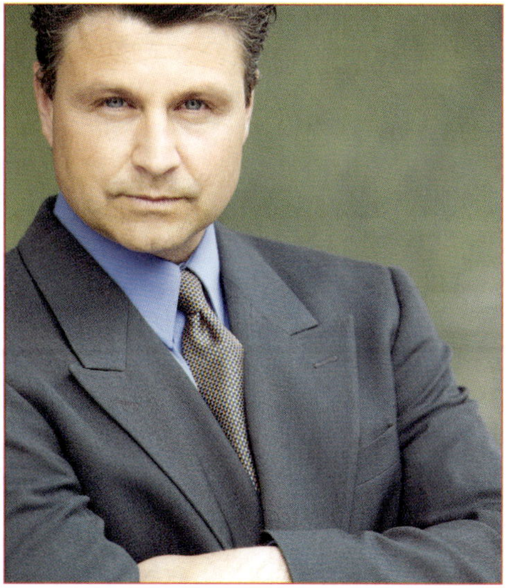

3. Phase eines Burnouts

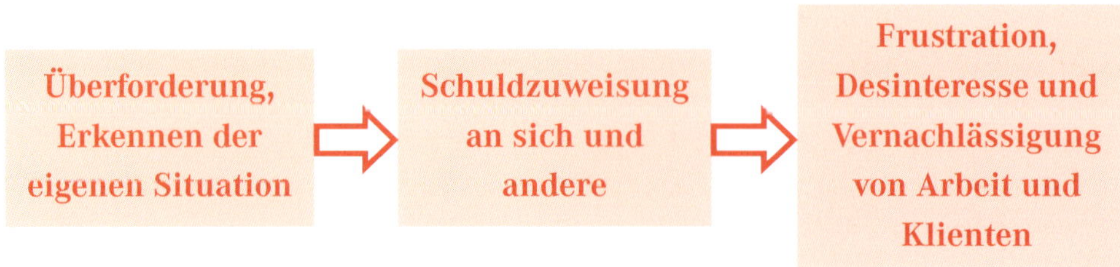

Während der dritten Phase eines Burnouts erkennen die Betroffenen immer deutlicher ihre **verfahrene Situation**. Sie stellen fest, dass ihre Leistungsfähigkeit nachgelassen hat und sie sich dadurch nur noch in reduziertem Maße für ihre Arbeit engagieren können. Sie sind **unzufrieden mit der eigenen Leistung** und fühlen sich als Versager, denn ihr engagierter Arbeitseinsatz hat sich nicht gelohnt. Häufig fehlt den Betroffenen die Rückmeldung und Aufmerksamkeit von Vorgesetzten oder Klienten.

Wer ist der Schuldige?

Verzweifelt sucht der Betroffene nach Schuldigen für sein Versagen. Er richtet die **Schuldzuweisungen** gegen sich oder gegen seine Kollegen oder Vorgesetzten. Manchmal werden auch unschuldige Mitarbeiter oder Klienten verantwortlich gemacht. Häufig verzweifeln die Betroffenen an fest stehenden und unflexiblen Systemen und Hierarchien.

Der Betroffene ist in dieser Burnout-Phase **total frustriert**. Er wird anderen gegenüber ungerecht, leicht reizbar und aggressiv. Wenn der Betroffene die Möglichkeit hat, zieht er sich sowohl vom beruflichen, als auch vom sozialen und familiären Leben zurück. Die Arbeit reduziert er auf das Notwendigste, die Klienten werden vernachlässigt und seine Leistungsfähigkeit sinkt weiter ab.

In diesem Stadium des Burnouts treten immer mehr **körperliche Beschwerden** auf. Viele Betroffene leiden unter Muskelverspannungen, Atemwegserkrankungen, Magen- oder Herzbeschwerden, Bluthochdruck oder Herzrasen.

Es ist noch nicht zu spät!

Jetzt befindet sich der Betroffene an einem entscheidenden **Wendepunkt**. Geht er seine Frustration richtig an, kann er dem bevorstehenden Endstadium des Burnouts den Rücken kehren. Er muss sich nur dazu entschließen, seine Situation zu verändern, sich seiner Frustration stellen und ihre Ursachen beseitigen.

4. Phase: Endgültige Verzweiflung durch Hoffnungslosigkeit

Herr Petermann geht gar nicht mehr zur Arbeit. Er lebt jetzt allein und verbringt die meiste Zeit vor dem Fernseher. Wenn ihn besorgte Freunde oder Kollegen anrufen, legt er einfach auf. Häufig sitzt er stundenlang da und versucht noch nicht einmal nachzudenken. Ihm ist einfach alles egal.

4. Phase eines Burnouts

Endgültige Verzweiflung durch Hoffnungslosigkeit

In der vierten Phase des Burnouts wird der Betroffene apathisch, weil er **keinen Sinn** mehr **in seinem Leben** sieht. Hoffnungslosigkeit hat sich breit gemacht, und der Betroffene weiß keinen Ausweg mehr aus seiner Situation.

Das Leben scheint nun keinen Sinn mehr zu haben...

In diesem Zustand verbringen viele Betroffene den Rest ihres Lebens. Ihre Ohnmacht gipfelt manchmal sogar in einem Selbstmordversuch. Die Betroffenen versuchen, frustrierende Erlebnisse zu vermeiden und sind deshalb abgestumpft, gleichgültig und emotionslos. Nur noch das Notwendigste wird getan. Berufliche oder soziale Kontakte gibt es so gut wie gar nicht mehr.

Die Betroffenen

Ursprünglich wurde Burnout als „Manager-Krankheit" bezeichnet. Lange dachte man, dass nur Menschen in hohen Positionen an dieser Krankheit leiden. Heute ist man schlauer. Man hat festgestellt, dass diese schwer zu erkennende Krankheit jeden treffen kann! Alle Personen haben eines gemeinsam: Sie sind einmal für ihren Beruf „durch das Feuer gegangen" und waren sprichwörtlich „Feuer und Flamme" für ihre Sache. Durch Unachtsamkeit gegenüber ihren eigenen Bedürfnissen und durch den „Feuereifer", mit dem sie ans Werk gingen, sind sie dann langsam „ausgebrannt".

Manager und ähnliche Berufe

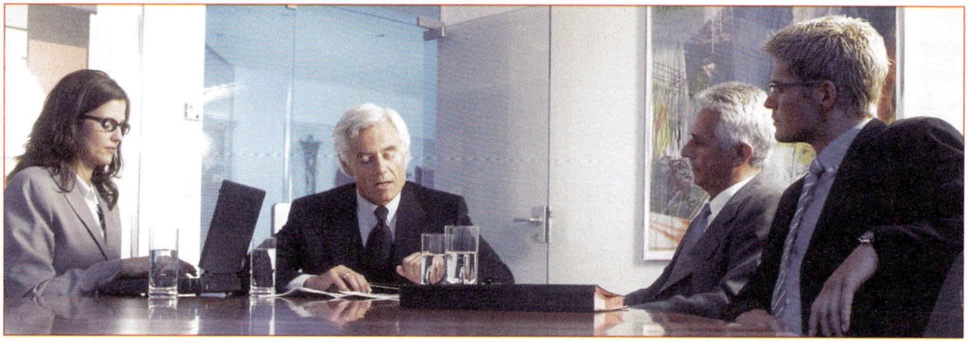

Sie müssen oft die Wünsche ihres Chefs erfüllen und ihren Kollegen sagen, wo es lang geht. Sie werden für vieles verantwortlich gemacht, leisten oft Überstunden und leiden häufig unter Termindruck. Wenn ihre Arbeit zum Lebensinhalt wird, kann das schnell der Einstieg in einen Burnout sein.

Arbeitnehmer in sozialen Berufen

Arbeitnehmer in sozialen Berufen müssen immer mehr Stunden bei relativ schlechter Bezahlung leisten. Häufig haben sie einen besonders engen Kontakt zu ihren Klienten, wie zum Beispiel eine Krankenschwester zu einem schwer kranken Kind. Oft geben sie alles für die ihnen anvertrauten Menschen. Wird dann der Beruf zum Lebensinhalt und die geleistete emotionale Arbeit nicht von den Vorgesetzten oder Klienten gewürdigt, kann es schnell zu einem „Ausbrennen" kommen.

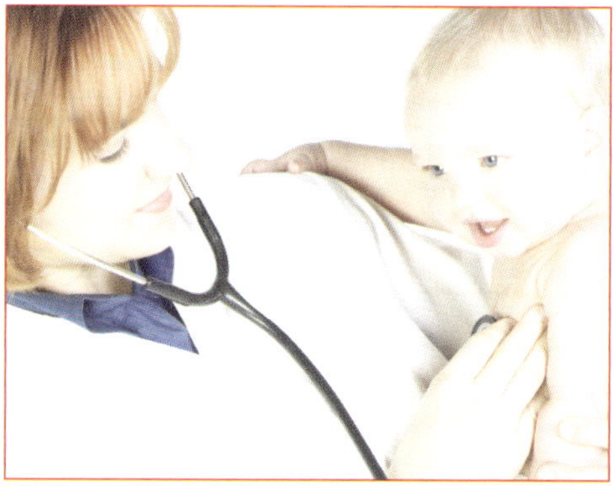

Lehrer

Lehrer sind besonders dann stark Burnout-gefährdet, wenn sie sich neben den vielen verschiedenen alltäglichen Lehrerarbeiten, wie Unterrichtsvorbereitungen, Korrekturarbeiten, Konferenzen und Elternarbeit, auch noch besonders intensiv um die einzelnen Schüler kümmern. Sie machen den Fehler, dass sie oft die Probleme ihrer Schüler mit nach Hause nehmen. Wenn dann Erholungszeiten zu kurz kommen und die Anerkennung durch die Kollegen und Schüler ausbleibt, kann das der Beginn eines Burnouts sein.

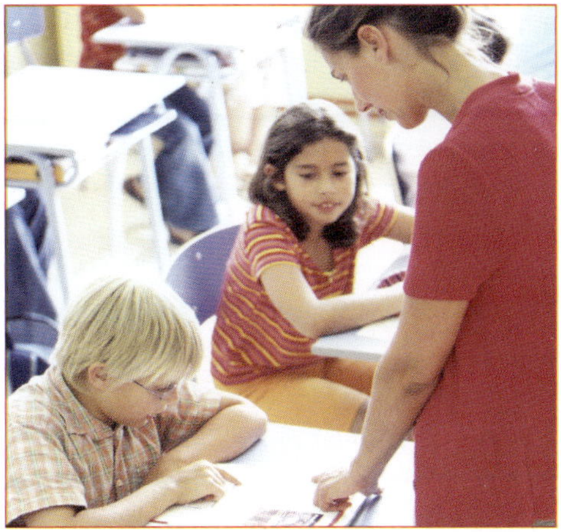

Dienstleistungs- und Handwerksberufe

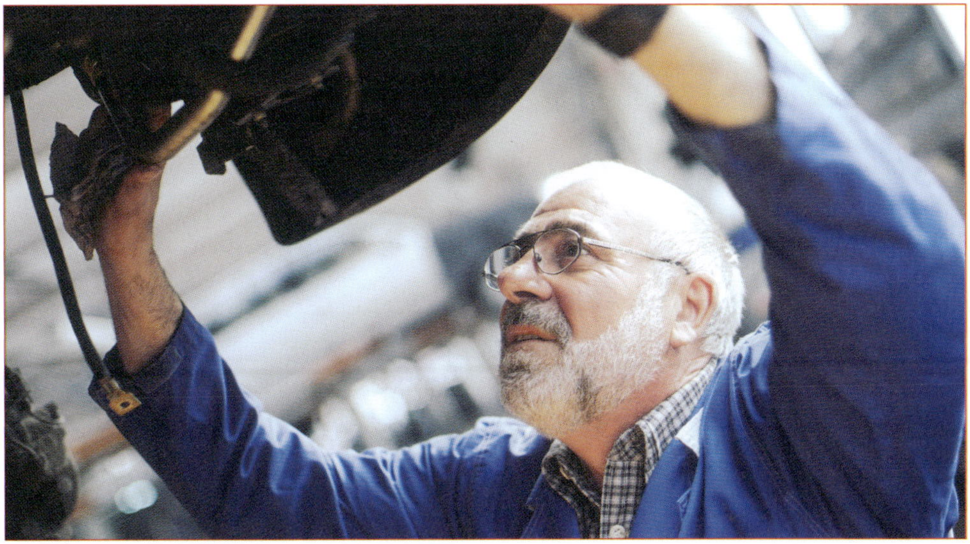

Durch die angespannte Arbeitsmarktsituation und durch immer mehr Druck bei der Arbeit kommt es auch in Dienstleistungs- und Handwerksberufen immer häufiger zu einem Burnout.

Hausfrauen

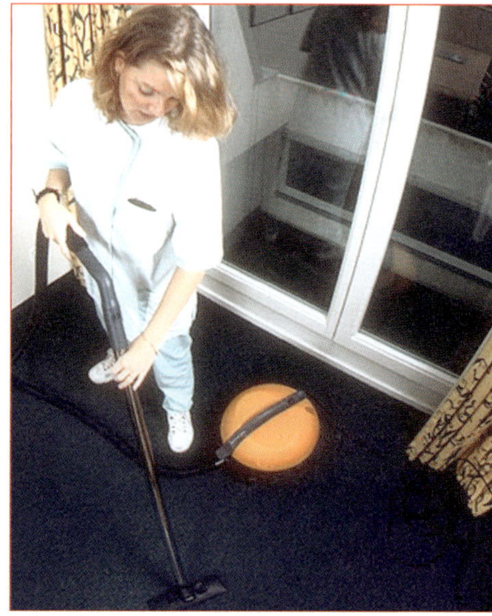

Auch Hausfrauen können unter dem Burnout-Syndrom leiden. Häufig erhalten sie für ihre Arbeit zu wenig Anerkennung. Außerdem müssen sie ständig als „Multitalente" agieren: Es ist normal, dass immer etwas zu essen da ist, dass man liebevoll umsorgt wird, dass der Kleiderschrank voll mit frisch duftenden Kleidungsstücken ist, dass der Kühlschrank gefüllt ist, dass die Wohnung sauber und ordentlich ist, dass die Kinder zur Musikschule, zum Kindergarten und zum Turnen gefahren werden und... und... und... Hinzu kommt, dass viele Frauen wegen der angespannten Arbeitsmarktsituation nebenbei arbeiten müssen. Vergessen sie dabei ihre eigenen Bedürfnisse, kann das schnell der Einstieg in die „Burnout-Spirale" sein!

Schüler

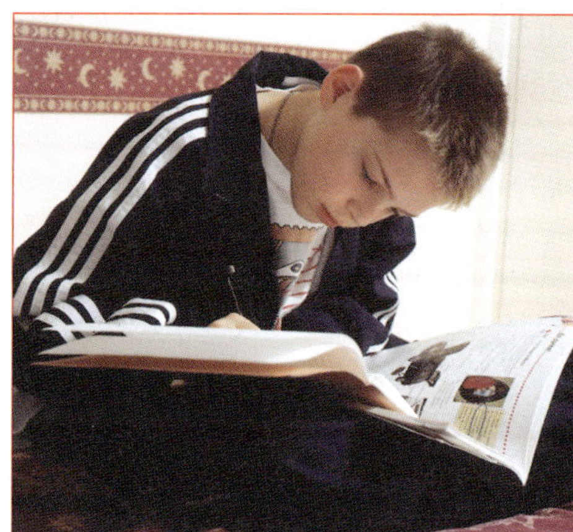

Auch Schüler machen oft ihr Schülerdasein zum Lebensinhalt. Häufig lastet ein enormer Leistungsdruck auf ihnen! Manche stellen an sich selbst **zu hohe Erwartungen**. Oft wird jedoch auch ein enormer Leistungsdruck vom Elternhaus oder von den Lehrern ausgeübt. So kann es dann vorkommen, dass ein Schüler mit besonders guten Noten sich einfach vom Abitur abmeldet! Er befindet sich mitten in einem Burnout. Sein **Übereifer** ist mangels Anerkennung und Erholung in **Gleichgültigkeit** umgeschlagen.

Selbsttest

Lange, anstrengende Arbeitstage, an denen man abends erschöpft und müde auf die Couch fällt – jeder kennt das. In diesen Zeiten fehlt oft die Lust, abends aktiv zu werden, etwas Leckeres zu kochen oder zum Sport zu gehen. Doch diese Tage gehen wieder vorbei. Werden die körperlichen, geistigen und psychischen Grenzen jedoch überschritten, wird aus dem fröhlichen Kollegen ein lustloser Mitarbeiter oder aus der kreativen Managerin eine müde, angespannte Frau, dann sprechen Mediziner und Psychologen vom Burnout-Syndrom.

Mit folgendem Test können Sie prüfen, wie es Ihnen ganz persönlich geht — ob Sie sich rundum wohl fühlen oder ob Ihnen inzwischen alles zu viel ist, ohne dass Sie es gemerkt haben...

	Frage	ja	nein
1	*Fühlen Sie sich häufig nach der Arbeit müde und körperlich erschöpft?*		
2	*Haben Sie nach einem anstrengenden Arbeitstag selten Lust, etwas zu unternehmen, z. B. Sport zu treiben?*		
3	*Haben Sie seit einiger Zeit keine Freude mehr an Ihrer Arbeit?*		
4	*Häufen sich in letzter Zeit körperliche Beschwerden wie Kopfschmerzen, Schwindel, Erkältungskrankheiten?*		
5	*Unterhalten Sie sich mit Kollegen oder Freunden oft über Ihren Chef, die Arbeit, und jammern über die Gesamtsituation?*		
6	*Haben Sie die Hoffnung, dass Sie beruflich etwas ändern können, aufgegeben?*		
7	*Schlafen Sie unruhig, weil Sie viel an ihre Arbeit denken?*		
8	*Fehlt Ihnen nach der Arbeit die Lust am Kochen – vor allem abends und für Sie allein?*		
9	*Essen Sie dann gerne Süßigkeiten, z. B. abends vorm Fernsehen oder wenn es mal wieder „besonders stressig“ war?*		
10	*Sehnen Sie sich nach einer stabilen Partnerschaft, aus der Sie Kraft für den Arbeitsalltag schöpfen können?*		
11	*Sprechen Sie häufig davon, „gestresst“ zu sein?*		
12	*Fühlen Sie sich oft unter Spannung, unter Strom, immer „auf 180“, immer verplant – sogar in der Freizeit?*		
13	*Könnten Sie im Urlaub niemals auf Handy und E-Mail verzichten?*		
14	*Greifen Sie häufiger als früher zu Alkohol, um vom Arbeitsalltag abzuschalten?*		
15	*Essen Sie oft unregelmäßig, bevorzugen Sie die „schnelle, kalte Küche“ und nehmen sich wenig Zeit dafür?*		

Auswertung

0–5x JA

Ihr Leben verläuft in geregelten Bahnen, Sie fühlen sich soweit ganz wohl und holen sich die notwendige Kraft für den Alltag aus Freizeit und Berufsleben. Sie kennen zwar auch die Tage, an denen alles schief geht – doch so ist das Leben! Der zunehmende Leistungsdruck konnte Sie bisher jedenfalls nicht einschüchtern. Weiter so!

6–11x JA

Es besteht Handlungsbedarf! Sie fühlen sich ab und zu müde und erschöpft. Sie wollen es allen recht machen und haben das Gefühl, selber auf der Strecke zu bleiben. Es fällt Ihnen immer schwerer, sich selbst etwas Gutes zu tun: Kochen Sie doch mal wieder – auch nur für sich allein! Runter vom Sofa und auf zum Sport – oder zum Yoga, wenn Sie dem Trend folgen wollen. Es ist wichtig, abzuschalten, denn Ihre Gesundheit bezahlt Ihnen keiner!

12–15x JA

Sie sind ausgebrannt. Der Gedanke an die Arbeit macht Sie krank, es ist Ihnen alles zu viel. Ihre Gesundheit leidet immer häufiger, Sie fühlen sich schlapp und haben abends zu nichts mehr Lust. Sprechen Sie schleunigst mit Ihrem Chef oder Ihrem Arzt. Und überlegen Sie, was Sie sich am meisten wünschen, auch wenn es eine verrückte Idee ist. Und dann: Tun Sie es!

Die Vorbeugung eines Burnouts

An die Vorbeugung eines Burnouts sollten Sie denken, wenn Sie sehr viel „um die Ohren" haben, häufig gestresst sind und kaum noch etwas für sich selbst tun.

Halten Sie Balance!

Die wichtigste Vorbeuge-Strategie gegen Burnout ist es, das **persönliche Gleichgewicht** zu finden. Das bedeutet, dass Sie die Balance zwischen Ihrem Arbeitsleben und Ihrem Privatleben erkennen müssen. Halten Sie dieses Gleichgewicht nicht ein, verlieren Sie die Balance!

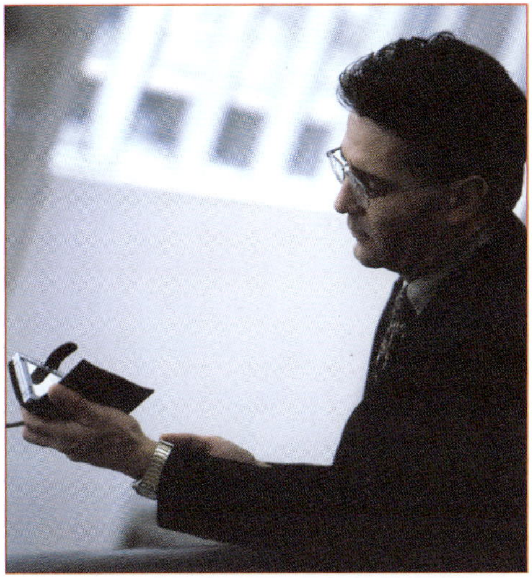

Damit Sie im Gleichgewicht bleiben, ist es wichtig, dass Sie sich einen **persönlichen Zeitplan** erstellen, in den Sie Ihre Arbeitszeiten genauso einbeziehen, wie Freizeit mit der Familie oder mit Freunden, Hobbies, genügend Schlaf, Entspannungsphasen und Zeit für andere persönliche Bedürfnisse. Notieren Sie diese unterschiedlichen Vorhaben in Ihrem **Terminkalender** und halten Sie sich an Ihre Eintragungen! Hilfreich kann auch ein Stundenplan sein, wie ihn Schüler benutzen. Wenn Sie Ihren Plan nicht einhalten können, sollten sie ihn so lange **verändern**, bis sie mit der Zeiteinteilung klar kommen.

Ihre Bedürfnisse sind wichtig!

Wie steht es mit Ihren **eigenen Bedürfnissen**? Möchten Sie öfter einmal mit Freunden ausgehen? Gibt es Dinge, die Sie immer schon tun wollten, für die aber nie genügend Zeit war? Vermissen Sie mehr Freizeit mit Ihrer Familie? Schaffen Sie **Freiraum für Ihre Bedürfnisse** und berücksichtigen Sie diese in Ihrem **Zeitplan**! Vielleicht können auch einmal Oma und Opa auf die lieben Kleinen aufpassen, und Sie unternehmen mit Ihrem Partner etwas alleine!

Achten Sie auf angenehme Arbeitsbedingungen!

Wichtig ist auch, dass Sie sich **bei Ihrer Arbeit wohl fühlen**. Überlegen Sie genau: Sind Sie mit irgendetwas unzufrieden? Haben Sie Unstimmigkeiten mit Kollegen oder Vorgesetzten? Wenn Ihnen etwas an Ihrem Arbeitsplatz nicht gefällt, dann versuchen Sie, dieses zu ändern! Sprechen Sie darüber mit Ihren Kollegen und Vorgesetzten und **versuchen Sie** so, Ihre **Arbeitsbedingungen zu verbessern**!

Wenn Sie Ihre Arbeit ohne großen Energieaufwand schaffen wollen, ist es wichtig, dass Sie sich einen gesunden Lebensstil angewöhnen, denn Sie wissen, „in einem gesunden

Leben Sie gesund!

Körper wohnt auch ein gesunder Geist"! Achten Sie darauf, dass Sie sich **genügend bewegen** und **regelmäßig Sport treiben**.

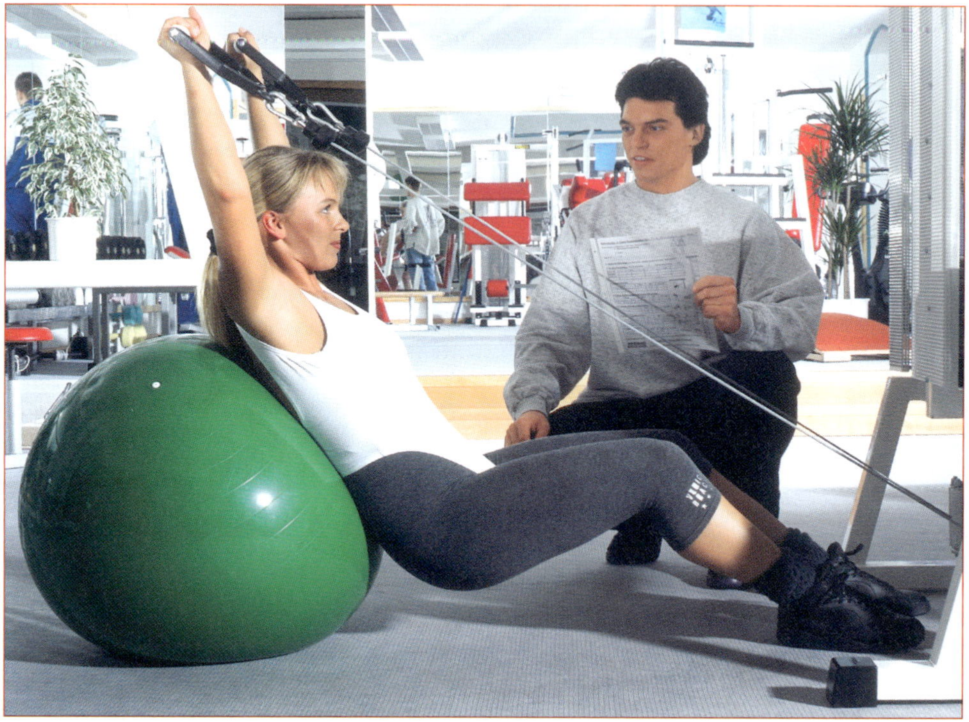

Lassen Sie Stress nicht zu!

Erlernen Sie eine **Entspannungstechnik**, damit Sie sich auf angenehme Weise erholen können. **Meiden Sie Nikotin und Alkohol.** Achten Sie darauf, dass Sie sich ausgewogen ernähren. Planen Sie **genügend Schlaf** ein, damit Ihr Körper den Anstrengungen des Alltags gewachsen ist.

Damit Sie nicht ausbrennen, sollten Sie dafür sorgen, dass Ihr **Stresspegel** im Laufe des Tages nicht mehr und mehr ansteigt. Finden Sie heraus, was Sie in besonderem Maße stresst. Überlegen Sie dann, wie Sie diese **„Stressoren" aus dem Weg räumen** können. Dieses Vermeiden von Stress gelingt Ihnen am besten, wenn Sie ein **Stresstagebuch führen**, wie Sie es auf den folgenden Seite finden.

Stresstagebuch für einen Monat

1. WOCHE

Wochentag (Evtl. Datum eintragen)	**Wie hoch war mein Stressfaktor heute?** (Je höher, umso mehr Felder ankreuzen!	**Warum war ich so gestresst?** (Evtl.: Was kann ich gegen meinen Stress tun?)
Montag Datum: ________	☐ ☐ ☐ ☐ ☐ ☐	
Dienstag Datum: ________	☐ ☐ ☐ ☐ ☐ ☐	
Mittwoch Datum: ________	☐ ☐ ☐ ☐ ☐ ☐	
Donnerstag Datum: ________	☐ ☐ ☐ ☐ ☐ ☐	
Freitag Datum: ________	☐ ☐ ☐ ☐ ☐ ☐	
Samstag Datum: ________	☐ ☐ ☐ ☐ ☐ ☐	
Sonntag Datum: ________	☐ ☐ ☐ ☐ ☐ ☐	

2. WOCHE

Wochentag (Evtl. Datum eintragen)	**Wie hoch war mein Stressfaktor heute?** (Je höher, umso mehr Felder ankreuzen!	**Warum war ich so gestresst?** (Evtl.: Was kann ich gegen meinen Stress tun?)
Montag Datum: ______	☐ ☐ ☐ ☐ ☐ ☐	
Dienstag Datum: ______	☐ ☐ ☐ ☐ ☐ ☐	
Mittwoch Datum: ______	☐ ☐ ☐ ☐ ☐ ☐	
Donnerstag Datum: ______	☐ ☐ ☐ ☐ ☐ ☐	
Freitag Datum: ______	☐ ☐ ☐ ☐ ☐ ☐	
Samstag Datum: ______	☐ ☐ ☐ ☐ ☐ ☐	
Sonntag Datum: ______	☐ ☐ ☐ ☐ ☐ ☐	

3. WOCHE

Wochentag (Evtl. Datum eintragen)	**Wie hoch war mein Stressfaktor heute?** (Je höher, umso mehr Felder ankreuzen!)	**Warum war ich so gestresst?** (Evtl.: Was kann ich gegen meinen Stress tun?)
Montag Datum: ________	☐ ☐ ☐ ☐ ☐ ☐	
Dienstag Datum: ________	☐ ☐ ☐ ☐ ☐ ☐	
Mittwoch Datum: ________	☐ ☐ ☐ ☐ ☐ ☐	
Donnerstag Datum: ________	☐ ☐ ☐ ☐ ☐ ☐	
Freitag Datum: ________	☐ ☐ ☐ ☐ ☐ ☐	
Samstag Datum: ________	☐ ☐ ☐ ☐ ☐ ☐	
Sonntag Datum: ________	☐ ☐ ☐ ☐ ☐ ☐	

4. WOCHE

Wochentag (Evtl. Datum eintragen)	**Wie hoch war mein Stressfaktor heute?** (Je höher, umso mehr Felder ankreuzen!	**Warum war ich so gestresst?** (Evtl.: Was kann ich gegen meinen Stress tun?)
Montag Datum: ____________	☐ ☐ ☐ ☐ ☐ ☐	
Dienstag Datum: ____________	☐ ☐ ☐ ☐ ☐ ☐	
Mittwoch Datum: ____________	☐ ☐ ☐ ☐ ☐ ☐	
Donnerstag Datum: ____________	☐ ☐ ☐ ☐ ☐ ☐	
Freitag Datum: ____________	☐ ☐ ☐ ☐ ☐ ☐	
Samstag Datum: ____________	☐ ☐ ☐ ☐ ☐ ☐	
Sonntag Datum: ____________	☐ ☐ ☐ ☐ ☐ ☐	

Die Therapie eines Burnouts

Wer unter dem Burnout-Syndrom leidet, muss keine Angst haben, dass diese Erkrankung das „Aus“ für seinen Beruf bedeutet. Die Heilungschancen sind sehr gut, natürlich gilt aber: je früher erkannt, umso besser! Wichtig ist nur, dass man sich die Situation bewusst macht und sich eingesteht: „Da stimmt etwas nicht!“. Danach muss man sich allerdings auch dazu entschließen, das Problem wirklich anzugehen und zu sagen: „Ich muss etwas tun!“.

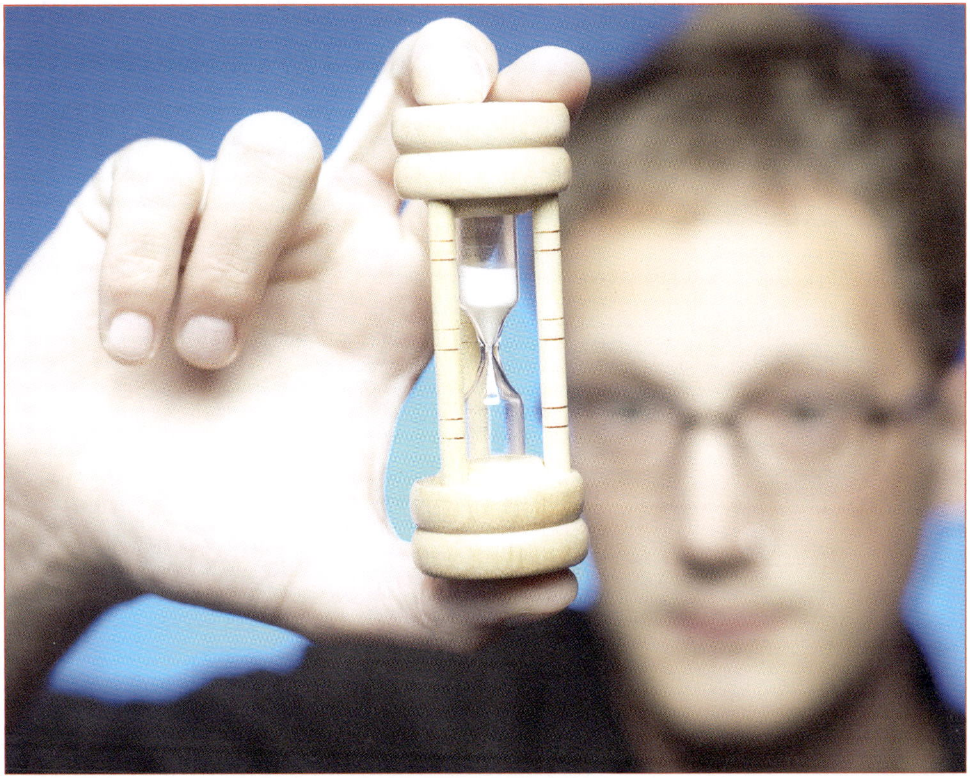

Die Menschen, die am Burnout-Syndrom erkrankt sind, leiden an unterschiedlichen Symptomen. Deshalb ist auch die **Therapie** eines Burnouts **sehr unterschiedlich**, denn sie richtet sich nach den individuellen Symptomen und dem speziellen Krankheitsverlauf der entsprechenden Person. Natürlich ist auch von Bedeutung, in welcher der verschiedenen Burnout-Phasen sich der Betroffene befindet.

Zu Beginn eines Burnouts kann sich der Betroffene noch **selbst helfen**, vorausgesetzt er erkennt die verfahrene Situation und zieht rechtzeitig die Notbremse.

Für diese Selbsthilfe können Sie den **„Erste-Hilfe-Fahrplan“** auf der folgenden Seite einsetzen. Arbeiten Sie die einzelnen Punkte schriftlich durch, machen Sie sich einen Plan für Ihr weiteres Vorhaben und tragen Sie Termine, wie beispielsweise für den Besuch im Schwimmbad oder für das Erlernen von Entspannungstechniken, in Ihren Kalender ein.

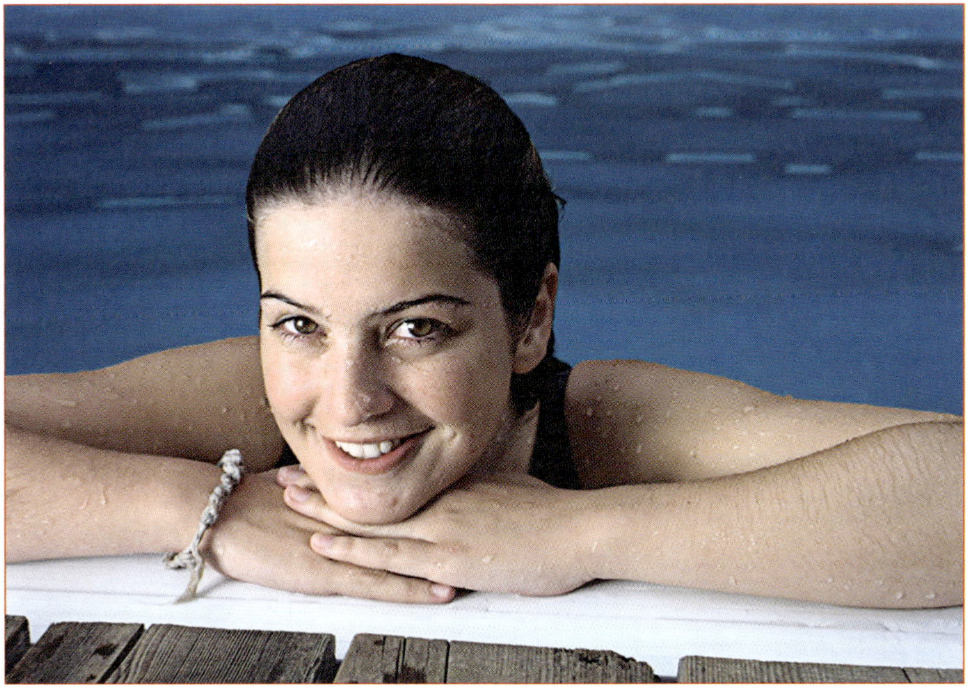

Ist ein Burnout schon **weit fortgeschritten**, dann kann dem Betroffenen nur noch von **Fachleuten** geholfen werden, die sich mit der Therapie eines Burnouts auskennen. Grundlage der Behandlung des Burnout-Syndroms ist die **Psychotherapie**. Diese wird zusätzlich durch Methoden aus der Naturheilkunde sinnvoll unterstützt.

INFO

„Erste-Hilfe-Fahrplan“ bei einem beginnenden Burnout

- ***Sie vermuten, dass Sie am Burnout-Syndrom leiden?*** *Sie haben die ersten Anzeichen für einen Burnout an sich selbst erkannt und möchten der Burnout-Spirale entgehen. Prüfen Sie sich mithilfe des „Selbsttests“ in diesem Buch!*
- ***Planen Sie Zeit mit Freunden und Ihrer Familie in Ihren Alltag ein!*** *Wie wäre es mit einem Familien-Picknick oder einem Kinoabend mit einer Freundin?*
- ***Tragen Sie sowohl geschäftliche als auch private Termine in Ihrem Kalender ein!*** *Dann bleibt die Freizeit nicht auf der Strecke und Ihre Arbeitszeit wird nicht zu lang.*
- ***Achten Sie auf genügend Schlaf!*** *Am besten ist es, wenn Sie zu festen Zeiten schlafen gehen und aufstehen.*
- ***Sorgen Sie dafür, dass Sie sich jeden Tag ausreichend bewegen oder Sport machen!*** *Fahren Sie mit dem Fahrrad zur Arbeit oder gehen Sie zu einem festen Termin in der Woche schwimmen.*
- ***Ernähren Sie sich ausgewogen!*** *Wählen Sie Lebensmittel aus, die Ihnen helfen, Stress einfacher zu bewältigen! Nehmen Sie öfter frisches Obst und Gemüse oder ein Vollkornbrötchen mit zur Arbeit. Viele leckere Rezepte finden Sie übrigens in diesem Buch!*
- ***Überlegen Sie, was Sie bei der Arbeit bedrückt!*** *Gehen Sie dagegen an, versuchen Sie, etwas zu verändern! Wagen Sie es auch, mit Ihren Vorgesetzten zu sprechen!*
- ***Entspannen Sie sich!*** *Erlernen Sie bestimmte Entspannungstechniken, die Sie im Alltag regelmäßig oder gezielt in besonderen Stresssituationen anwenden können.*
- ***Suchen Sie einen Arzt auf, wenn sich Ihr Zustand nicht bald bessert!*** *So kann überprüft werden, ob es sich wirklich um ein Burnout handelt und wie weit diese Krankheit bereits fortgeschritten ist.*

Psychotherapie

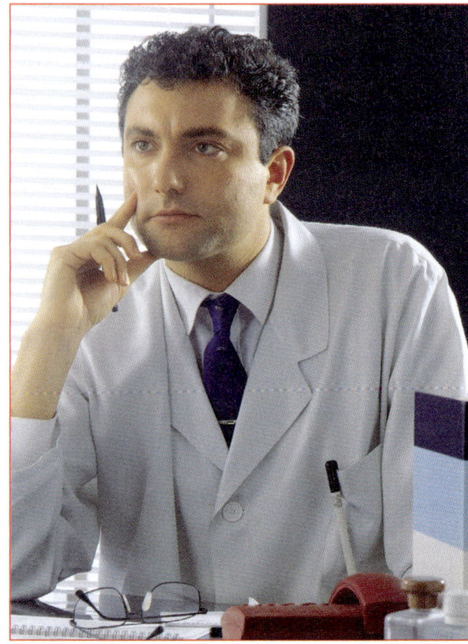

Die Psychotherapie wird von einem Psychiater, Nervenarzt oder Psychologen durchgeführt. Bei der **Psychoanalyse** und bei der **tiefenpsychologischen Therapie** stehen die Entstehungsfaktoren der Erkrankung im Mittelpunkt der therapeutischen Bemühungen. Die **verhaltenstherapeutische Therapie** setzt auf das Erkennen von krankheitsförderndem Verhalten und das Erlernen von gesundheitsfördernden Strategien.

Zunächst wird von dem behandelnden Therapeuten die **Diagnose** gestellt. So wird sichergestellt, dass es sich bei der Erkrankung wirklich um das Burnout-Syndrom handelt. Dann wird die **Anamnese** des Betroffenen aufgestellt. Krankheitsauslöser, zum Beispiel in der Kindheit, können so aufgedeckt werden. Im weiteren Verlauf wird der Betroffene verschiedene **Verhaltensregeln kennen lernen**, damit er in Zukunft nicht mehr „ausbrennt". Besonders wichtig ist es, dass der Betroffene seine persönlichen Grenzen kennen lernt, damit er diese in Zukunft nicht mehr überschreitet und somit nicht mehr in die Spirale des Burnouts gerät.

Behandlung mit Medikamenten

Die Behandlung mit Medikamenten ist umstritten und sollte, wenn überhaupt, nur in der vierten Burnout-Phase angewendet werden.

Homöopathie

In der Homöopathie gibt es einige Mittel, welche den Körper bei Stress wieder in ein harmonisches Gleichgewicht bringen. Sie sollten von einem Homöopathen zusammengestellt werden.

Akupunktur

Die Akupunktur bringt den Körper durch das gezielte Setzen der Akupunkturnadel wieder in sein Gleichgewicht.

Entspannungsmethoden

Die verschiedenen Entspannungsmethoden dienen dazu, den ansteigenden **Stresspegel** wieder **herunterzufahren**. Sie können sogar, je nach Dauer der verschiedenen Übungen, **während der Arbeitszeit** oder **in der Mittagspause** durchgeführt werden.

Das **autogene Training** hilft dem Betroffenen, sich durch Autosuggestion selbst zu entspannen. Dabei stellt sich die Person vor, dass zum Beispiel verschiedene Körperteile nacheinander warm oder schwer werden.

Bei der **progressiven Muskelentspannung** sollen psychische Störungen, die mit Angst oder Anspannung zu tun haben, durch die An- und Entspannung bestimmter Muskelpartien geheilt werden. Die Betroffenen lernen muskuläre Anspannungen rechtzeitig wahrzunehmen und diese aktiv zu vermeiden.

Auch **Yoga** kann durch eine Abfolge verschiedener Körperhaltungen, die unsere gesamte Muskulatur beanspruchen, entspannend wirken. Diese Entspannungstechnik erfreut sich zunehmender Beliebtheit, da sie sich gut im Alltag integrieren lässt.

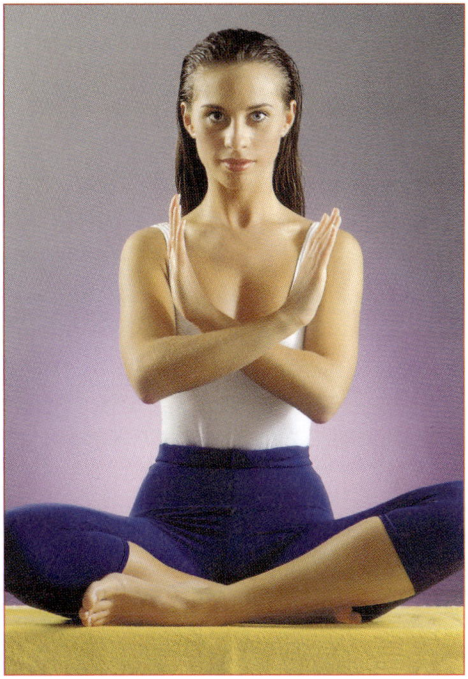

Wie wäre es, wenn Sie während der Mittagspause, bequem sitzend, mit geschlossenen Augen, eine kleine Fantasiereise zu Ihrem Lieblings-Urlaubsziel machenwürden?

Betrachtung persönlicher Ziele

Wie wäre es, wenn Sie den Weg zu Ihrer Arbeit oder einen Teil des Weges zu Fuß oder mit dem Fahrrad zurücklegen?

Die persönlichen Ziele des Betroffenen müssen überdacht und neu geordnet werden. Ein besonderes Augenmerk sollte dabei auf die **Zeiteinteilung** fallen. Der Betroffene muss lernen, Erholungszeiten und Freizeit außerhalb der Arbeit einzuplanen. Unbedingt müssen auch **Sport und Bewegung** in den täglichen Ablauf eingeplant werden, da sie für die körperliche und geistige Fitness verantwortlich sind.

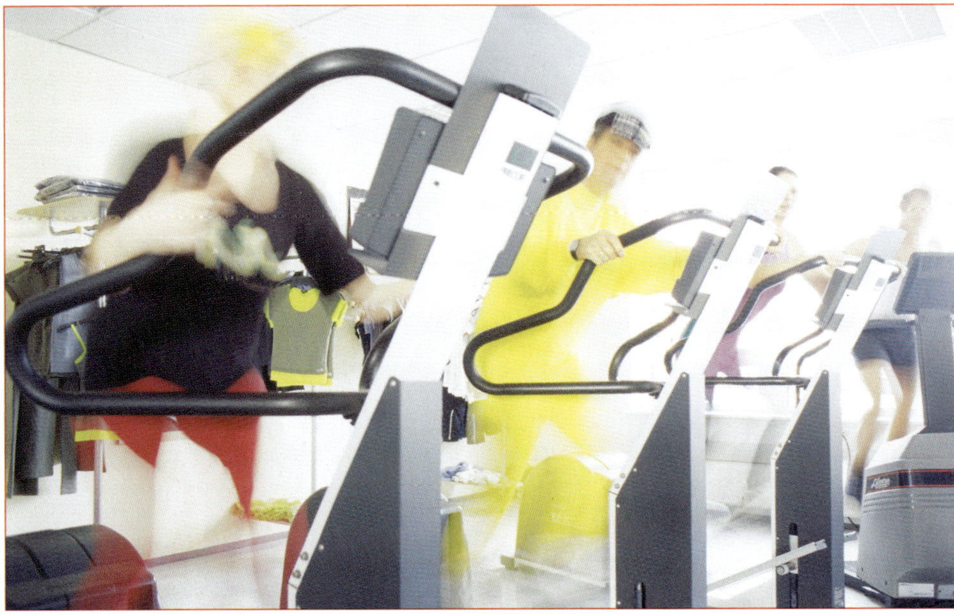

Eine **gesunde Ernährung** stärkt unsere Abwehrkräfte und bringt uns körperlich und geistig in Schwung. Kleine Snacks, die ihr Gehirn auf Hochtouren bringen, können Sie in jedem Supermarkt kaufen oder zu Hause schnell zubereiten. Auch bei der Speisenauswahl in einer Kantine kann man inzwischen auch schon oft „Powerfood" auswählen.

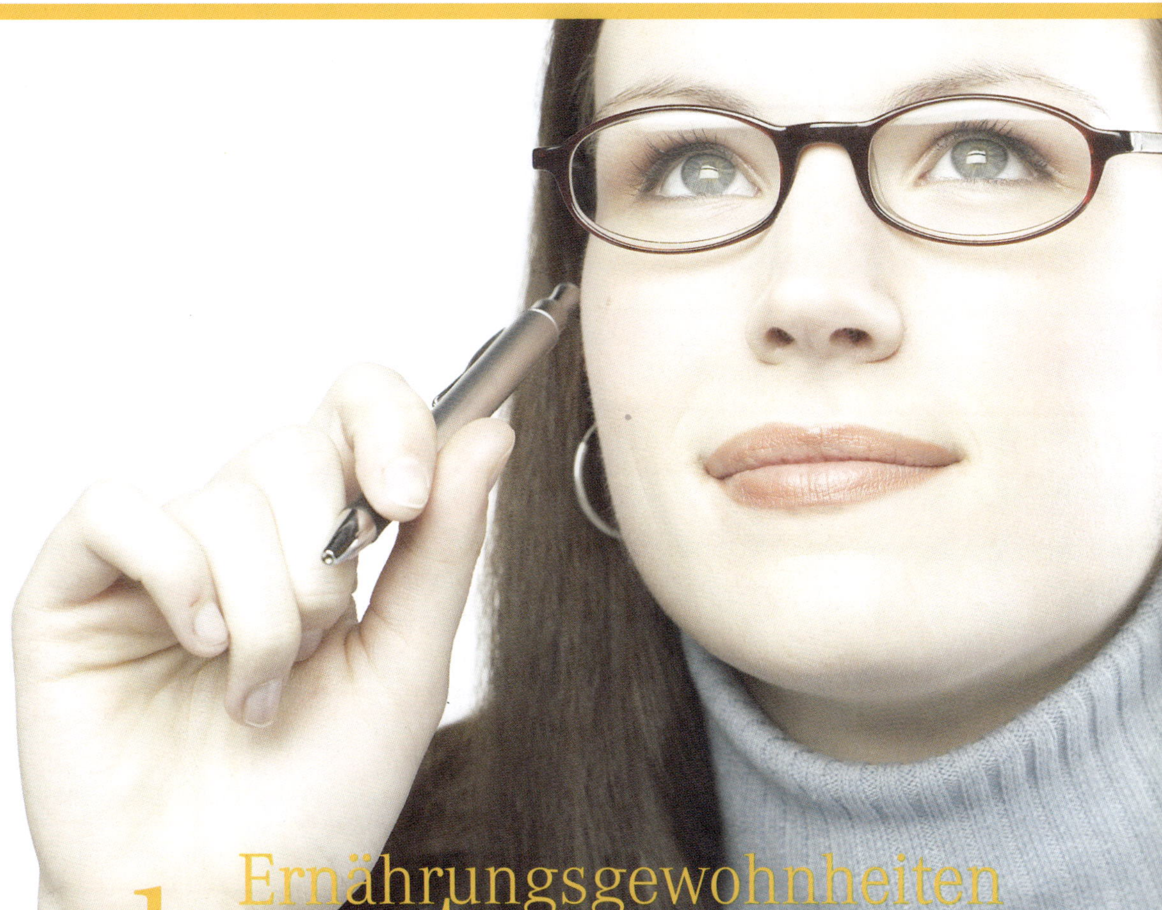

Ernährungsgewohnheiten heute und morgen

Tipps für ein Ernährungstagebuch

Warum soll ich dieses Tagebuch führen?

Wenn Sie gestresst sind und Sorge haben, dass auch Sie irgendwann einen Burnout erleiden könnten, sollten Sie schnellstens etwas dagegen tun.

Sie sollten sich nicht nur besonders gesund ernähren, sondern auch darauf achten, dass auf Ihrem Speiseplan häufig Lebensmittel vorkommen, welche die wichtigen „Anti-Stress-Nährstoffe“ enthalten. Mit Hilfe dieses Tagebuches **finden Sie heraus, ob Ihr Speiseplan verändert werden muss** oder ob Sie sich schon so ernähren, dass Sie gut gegen Stress im Berufs- und Privatleben gewappnet sind.

Wann soll ich beginnen, dieses Tagebuch zu führen?

Beginnen Sie **jetzt**, genau heute, dieses Tagebuch zu führen! Natürlich nur, wenn in der kommenden Woche nicht viele außergewöhnliche Termine auf Ihrem Terminkalender stehen. Ihr Ernährungstagebuch wird genau eine Woche lang geführt. **Der Wochentag, an dem Sie beginnen, ist unerheblich.** Fangen Sie einfach an dem entsprechenden Tag, zum Beispiel „Mittwoch“, im Tagebuch Ihre Eintragungen an. Wenn Sie am Ende des Tagebuches angekommen sind, schreiben Sie einfach bei dem Wochentag „Montag“ weiter, bis Sie eine Woche lang Ihre Eintragungen gemacht haben.

Beginnen Sie noch heute, Ihr Ernährungstagebuch zu führen

Wichtig ist in dieser Woche, dass Sie dieses Buch **nicht weiter lesen**, damit Sie bei der Auswertung wirklich Ihre Ernährungsfehler erkennen können, bevor Sie mehr über die „Anti-Stress-Nährstoffe“ erfahren haben.

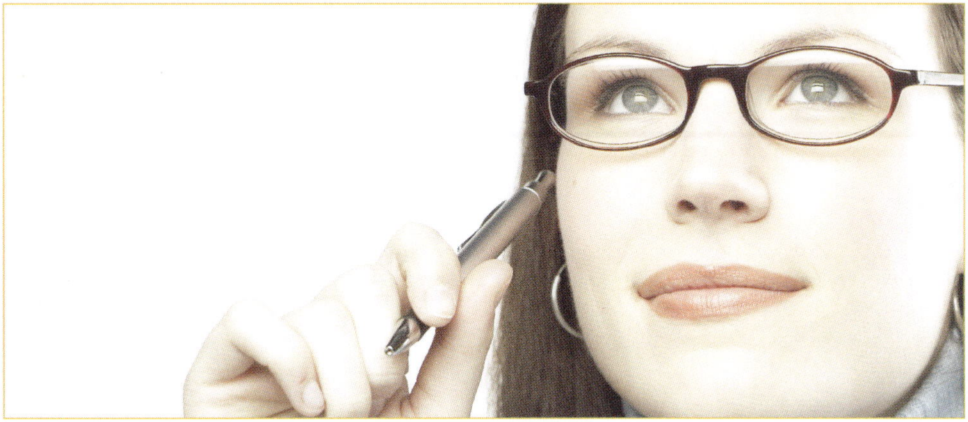

Wann soll ich meine Eintragungen machen?

Machen Sie Ihre Eintragungen täglich!

Am sinnvollsten ist es, wenn Sie dieses Buch immer bei sich haben, wenn Sie unterwegs sind. Dann können Sie Ihre Eintragungen nach jeder Mahlzeit machen. Sie können aber auch jeden Abend ein paar Minuten für diese Eintragungen einplanen. Vorausgesetzt, Sie haben die Zeit dazu und sind nicht zu müde. Wichtig ist es, dass Sie Ihre Eintragungen täglich machen, damit Sie nichts von dem vergessen, was Sie verzehrt haben.

Was soll ich in mein Ernährungstagebuch eintragen?

Tragen Sie alles ein, was Sie essen!

In dieses Ernährungstagbuch sollen Sie **alles** eintragen, was Sie den Tag über gegessen haben. **Vergessen Sie nichts!** Nur so können Sie herausfinden, welche Ernährungsfehler Sie machen. Die **Mengenangaben** müssen allerdings **nicht so genau** sein. Sie müssen zum Beispiel nicht schreiben „158 Gramm Putenfleisch“ sondern eher „1 Portion Putenfleisch“.

Wie werte ich mein Ernährungstagebuch aus?

Erstellen Sie Ihren persönlichen „Anti-Burnout-Ernährungsfahrplan“!

Ihre Ernährungsfehler und bessere Alternativen dazu **finden Sie selber heraus**, wenn Sie erst im Anschluss an Ihre Tagebucheintragungen dieses Buch zu Ende lesen. Füllen Sie während des Lesens der weiteren Abschnitte **die zweite Spalte auf den Tagebuchseiten** aus, wenn Sie erkennen „Aha! Das habe ich falsch gemacht!“, oder wenn Sie das Buch ganz zu Ende gelesen haben. Natürlich können Sie auch für Sie interessante „Anti-Burnout-Rezepte“, die Sie auf den folgenden Seiten kennen lernen werden, gleich mit eintragen. **Wenn Sie das Buch zu Ende gelesen haben,** füllen Sie die Seite „Mein persönlicher Anti-Burnout-Ernährungsfahrplan“ aus. Hier tragen Sie alles ein, was Ihnen zu dieser Überschrift einfällt, und fertig ist Ihr persönlicher „Anti-Burnout-Ernährungsfahrplan“.

Mein Ernährungstagebuch für eine Woche

1. TAG

Mahlzeit	Was habe ich heute gegessen? (Fangen Sie heute an, dieses Ernährungstagebuch zu führen! Tragen Sie alles ein, was Sie gegessen und getrunken haben!)	Was könnte ich morgen besser essen und trinken? (Füllen Sie diese Spalte erst aus, wenn Sie das Ernährungstagebuch 7 Tage lang geführt haben und den Rest des Buches gelesen haben!)
Frühstück		
Zwischenmahlzeit		
Mittagessen		
Zwischenmahlzeit		
Abendessen		
Zwischenmahlzeit		

2. TAG

Mahlzeit	Was habe ich heute gegessen? (Fangen Sie heute an, dieses Ernährungstagebuch zu führen! Tragen Sie alles ein, was Sie gegessen und getrunken haben!)	Was könnte ich morgen besser essen und trinken? (Füllen Sie diese Spalte erst aus, wenn Sie das Ernährungstagebuch 7 Tage lang geführt haben und den Rest des Buches gelesen haben!)
Frühstück		
Zwischenmahlzeit		
Mittagessen		
Zwischenmahlzeit		
Abendessen		
Zwischenmahlzeit		

3. TAG

Mahlzeit	Was habe ich heute gegessen? (Fangen Sie heute an, dieses Ernährungstagebuch zu führen! Tragen Sie alles ein, was Sie gegessen und getrunken haben!)	Was könnte ich morgen besser essen und trinken? (Füllen Sie diese Spalte erst aus, wenn Sie das Ernährungstagebuch 7 Tage lang geführt haben und den Rest des Buches gelesen haben!)
Frühstück		
Zwischenmahlzeit		
Mittagessen		
Zwischenmahlzeit		
Abendessen		
Zwischenmahlzeit		

4. TAG

Mahlzeit	Was habe ich heute gegessen? (Fangen Sie heute an, dieses Ernährungstagebuch zu führen! Tragen Sie alles ein, was Sie gegessen und getrunken haben!)	Was könnte ich morgen besser essen und trinken? (Füllen Sie diese Spalte erst aus, wenn Sie das Ernährungstagebuch 7 Tage lang geführt haben und den Rest des Buches gelesen haben!)
Frühstück		
Zwischenmahlzeit		
Mittagessen		
Zwischenmahlzeit		
Abendessen		
Zwischenmahlzeit		

5. TAG

Mahlzeit	Was habe ich heute gegessen? (Fangen Sie heute an, dieses Ernährungstagebuch zu führen! Tragen Sie alles ein, was Sie gegessen und getrunken haben!)	Was könnte ich morgen besser essen und trinken? (Füllen Sie diese Spalte erst aus, wenn Sie das Ernährungstagebuch 7 Tage lang geführt haben und den Rest des Buches gelesen haben!)
Frühstück		
Zwischenmahlzeit		
Mittagessen		
Zwischenmahlzeit		
Abendessen		
Zwischenmahlzeit		

6. TAG

Mahlzeit	Was habe ich heute gegessen? (Fangen Sie heute an, dieses Ernährungstagebuch zu führen! Tragen Sie alles ein, was Sie gegessen und getrunken haben!)	Was könnte ich morgen besser essen und trinken? (Füllen Sie diese Spalte erst aus, wenn Sie das Ernährungstagebuch 7 Tage lang geführt haben und den Rest des Buches gelesen haben!)
Frühstück		
Zwischenmahlzeit		
Mittagessen		
Zwischenmahlzeit		
Abendessen		
Zwischenmahlzeit		

7. TAG

Mahlzeit	Was habe ich heute gegessen? (Fangen Sie heute an, dieses Ernährungstagebuch zu führen! Tragen Sie alles ein, was Sie gegessen und getrunken haben!)	Was könnte ich morgen besser essen und trinken? (Füllen Sie diese Spalte erst aus, wenn Sie das Ernährungstagebuch 7 Tage lang geführt haben und den Rest des Buches gelesen haben!)
Frühstück		
Zwischenmahlzeit		
Mittagessen		
Zwischenmahlzeit		
Abendessen		
Zwischenmahlzeit		

Mein persönlicher Anti-Burnout-Ernährungsfahrplan

Machen Sie diese Eintragungen erst, wenn Sie dieses Buch zu Ende gelesen haben! Tragen Sie ein, was Sie sich zukünftig für Ihre Ernährung vornehmen!

ERNÄHRUNGSFAHRPLAN

1.

2.

3.

4.

5.

6.

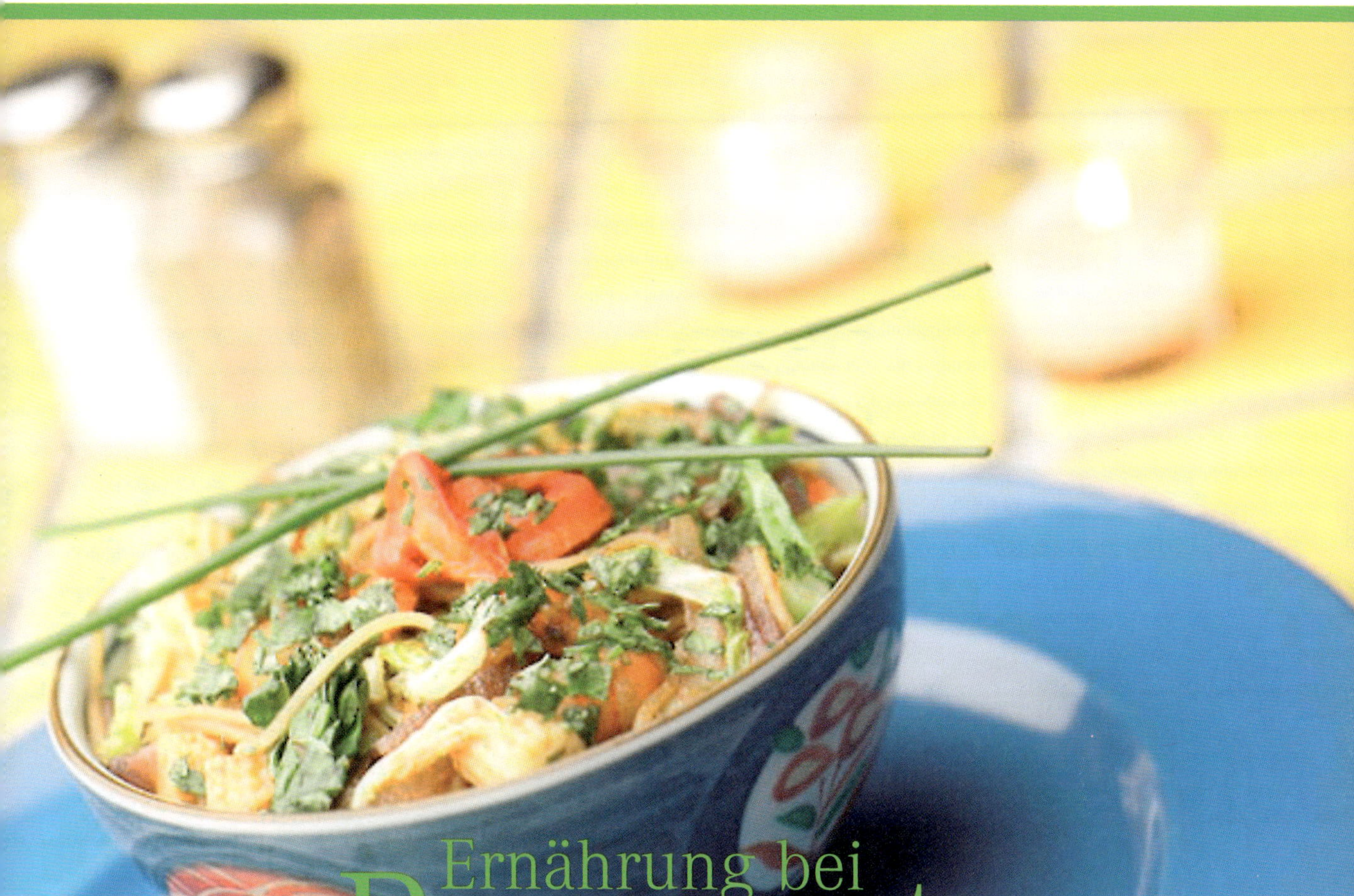

Ernährung bei Burnout

Ernährung und Stress

Lebensmittel beeinflussen unsere Gefühle – das wussten schon unsere Großeltern! „Liebe geht durch den Magen" und „Schokolade macht glücklich" sind nicht nur Redensarten. Unsere Ernährung hat wirklich viel damit zu tun, wie wir uns in verschiedenen Lebenssituationen fühlen.

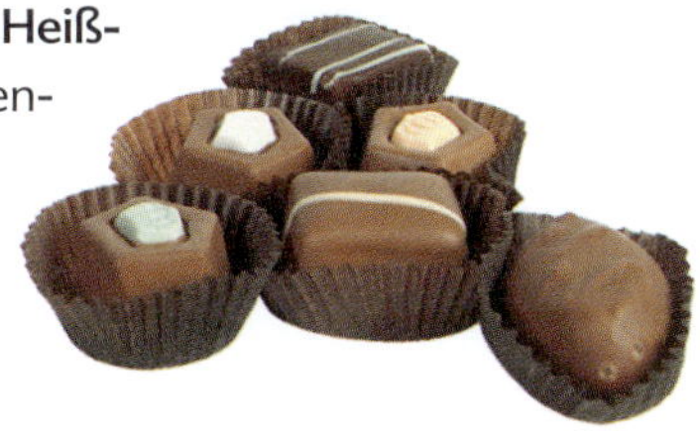

Bestimmt hatten Sie **in einer Stresssituation** auch schon **Heißhunger** auf ein bestimmtes Lebensmittel. In diesen Momenten verlangt der Körper genau nach den Nährstoffen, die er benötigt! In stressigen Momenten, wie sie häufig in der Entstehungsphase eines Burnouts vorkommen, können uns bestimmte Nährstoffe tatsächlich wieder beruhigen.

In **Stresssituationen** verbraucht unser Körper Nährstoffe in viel größeren Mengen als üblich. Das kommt daher, dass der menschliche Stoffwechsel dann Stresshormone, wie zum Beispiel Adrenalin, bildet. Bei einem Adrenalinausstoß **verbraucht der Körper große Mengen verschiedener Nährstoffe**, wie zum Beispiel Kohlenhydrate oder Magnesium. Sind die notwendigen Nährstoffe dann nicht vorhanden, reagieren wir „total gestresst". Die notwendigen Nährstoffreserven sind aufgebraucht und müssen unbedingt wieder aufgefüllt werden. Führen wir unserem Körper jetzt die richtigen Nährstoffe zu, sind wir für den vorhandenen Stress nicht mehr so anfällig und können wieder aufatmen.

Am besten wäre es, wenn Sie erst gar nicht in die Situation kommen, dass Ihr Körper mit Stress, aufgrund von Nährstoffmangel, nicht richtig umgehen kann. Finden Sie heraus, in welchen von Ihren Lieblings-Lebensmitteln die notwendigen „Anti-Stress-Nährstoffe" stecken.

Finden Sie Ihren Anti-Stress-Lieblingssnack für anstrengende Situationen heraus!

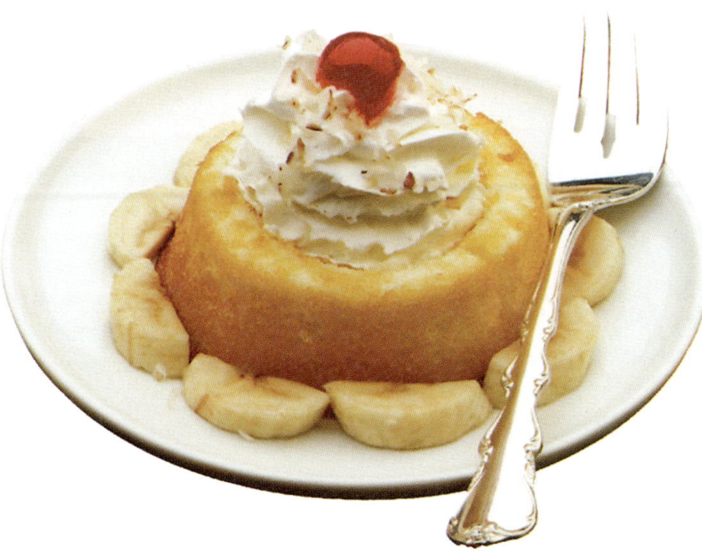

Stresshormone

Unser Körper schüttet zu den verschiedensten Gelegenheiten Hormone aus. Hormone sind Botenstoffe. Wie der Name schon sagt, senden sie Informationen an verschiedene Stellen in unserem Körper.

Adrenalin für erhöhte Fluchtbereitschaft!

Personen die unter dem Burnout-Syndrom leiden, sind in der Regel sehr gestresst. Bei Stress reagiert unser Körper heute noch so, wie es für die Steinzeitmenschen sehr wichtig war: Um den „Stressoren" zu entkommen, setzt er enorme Energiereserven frei. So ermöglichte er den Steinzeitmenschen die Flucht vor oder die Auseinandersetzung mit Feinden. Das Hormon Adrenalin wird vermehrt aus den Nebennieren ausgeschüttet. Es soll uns durch die Erhöhung des Blutdrucks, des Blutzuckerspiegels und der Muskelanspannung ermöglichen, uns mit unseren Stressoren auseinander zu setzen.

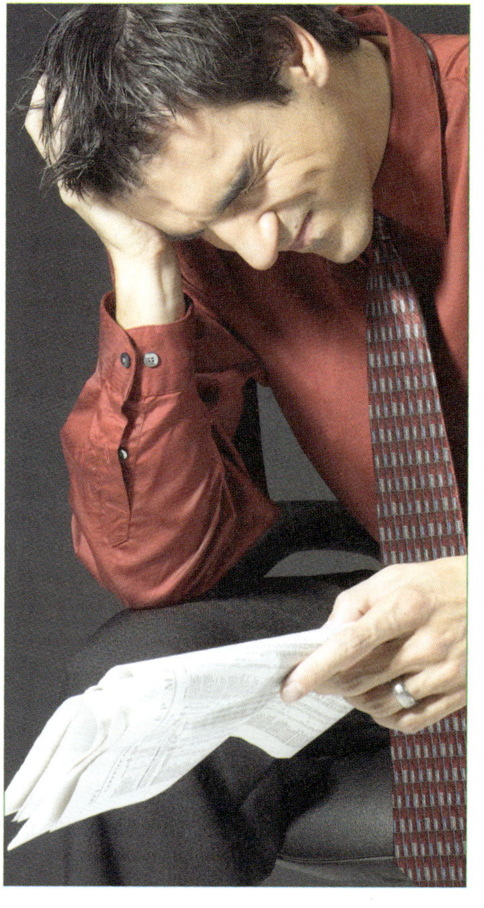

Heute lauern jedoch keine Fressfeinde mehr auf uns. In der Regel sind es berufliche oder familiäre Umstände, die uns Stress bereiten. Die erhöhte Fluchtbereitschaft, die durch die Ausschüttung von Adrenalin bewirkt wird, benötigen wir in unserem Berufsleben kaum.

Heute ist eher „cool bleiben" gefragt!

Heute heißt es eher „Cool bleiben!", um mit den Stressoren klar zu kommen. Physische Kraft und Ausdauer sind kaum gefragt. Ruhe und Gelassenheit helfen uns heute eher, wenn wir mit Stress im Berufsleben oder Privatleben fertig werden müssen, als ein Körper, der sich in Alarmbereitschaft befindet.

Das „cool bleiben" in stressigen Situationen ist jedoch nicht leicht, da unser „Glückshormon" Serotonin in Momenten körperlicher oder geistiger Anspannung durch die Ausschüttung von Adrenalin gehemmt wird. Serotonin wirkt auf unsere Stimmungslage und unseren Schlafrhythmus und sollte daher in Stresssituationen von unserem Gehirn vermehrt produziert werden.

Eine sinnvolle Auswahl der richtigen Nährstoffe in Ihrer Ernährung kann Sie „cooler“ gegen den alltäglichen Stress im Berufs- und Privatleben machen, da so ihre Serotoninaufnahme positiv beeinflusst werden kann und Sie „Nerven wie Drahtseile“ bekommen. Im nächsten Kapitel erfahren Sie, welche „Anti-Stress-Nährstoffe“ es gibt, und in welchen Lebensmitteln sie vorkommen.

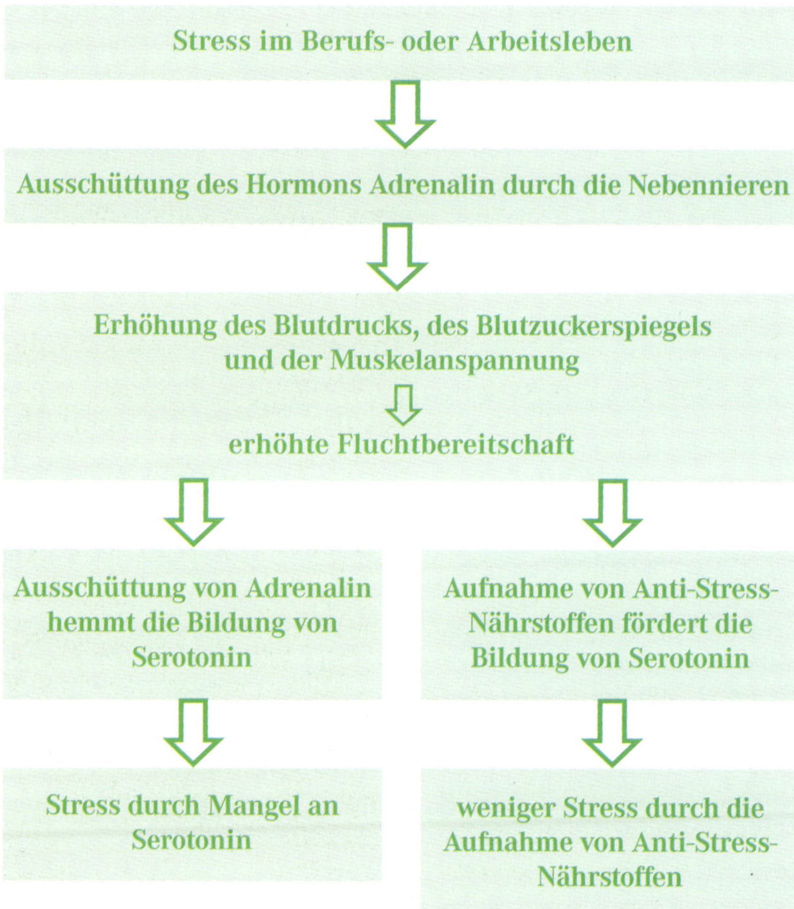

Anti-Stress-Nährstoffe

Damit Sie für stressige Situationen gewappnet sind und somit einem Burnout vorbeugen können, ist es wichtig, über das Vorkommen der Anti-Stress-Nährstoffe Bescheid zu wissen.

Es gibt viele Nährstoffe, dazu gehören verschiedene **Kohlenhydrate, Eiweiße, Fette, Mineralstoffe** und **Vitamine**. Mit Sicherheit hat man noch nicht alle Wirkungen der einzelnen Nährstoffe erforscht, und die Wissenschaft wird bestimmt noch vieles über diese Stoffe in unserer Nahrung herausfinden. Dennoch sind verschiedene Wirkungen der einzelnen Nährstoffe bekannt. Viele davon haben auch mit der Stressbewältigung unseres Körpers zu tun.

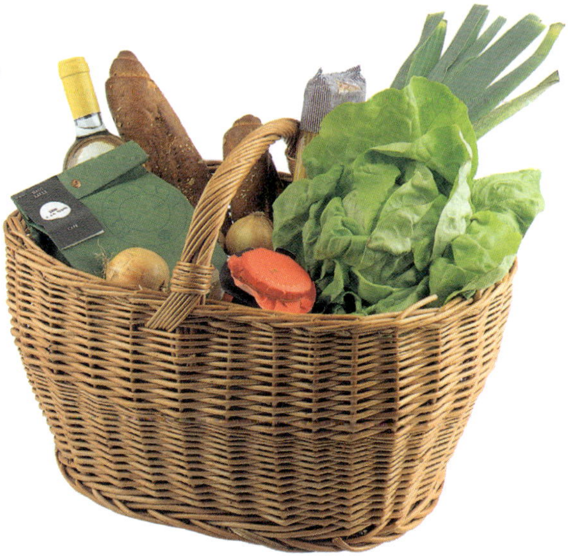

Eiweiße

Eiweiße sind aus **Aminosäuren** aufgebaut. Einige von ihnen sind lebensnotwendig, wie zum Beispiel Tryptophan. Eiweiße erfüllen in unserem Körper **zahlreiche Aufgaben**. So gibt es zum Beispiel Hormon-Proteine, die ein Bestandteil von Hormonen sind, oder Stütz- und Gerüst-Proteine, die für den Aufbau unserer Körperzellen verantwortlich sind. Die Aminosäure Tryptophan ist beispielsweise die Vorstufe von Serotonin, das auch als Glückshormon bezeichnet wird.

INFO

Veganer, die sich rein pflanzlich ernähren, müssen sehr diszipliniert sein und sich mit dem Eiweißgehalt der einzelnen Lebensmittel ganz besonders gut auskennen, um ihren Eiweißbedarf zu decken!

Lebensmittel, die Stimmung machen!

Dieser Stimmungsmacher fördert den Tiefschlaf und steigert die Denk- und Konzentrationsfähigkeit. Führen Sie ihrem Körper nicht genügend Eiweiß zu, kommt es unter anderem zu einer verringerten geistigen und körperlichen Leistungsfähigkeit. Gute Eiweißlieferanten sind Fleisch, Fisch, Eier, Molkereiprodukte, Sojaprodukte, Hülsenfrüchte, Getreide und Getreideprodukte.

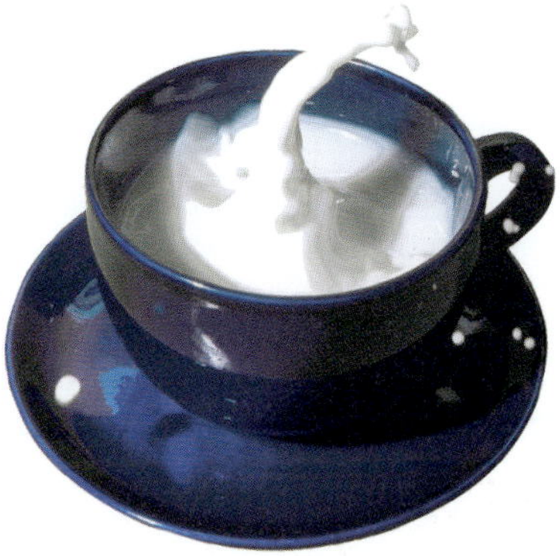

Viel Tryptophan finden Sie zum Beispiel in Milch, was die schlaffördernde Wirkung erklären könnte oder in Kakaobohnen, die, wie Sie bestimmt wissen, in Form von Schokolade viele Menschen „glücklich“ macht.

Auch Bananen, Dinkel und Nüsse enthalten viel Tryptophan.

Kohlenhydrate

Kohlenhydrate, die chemisch aus Zucker bestehen, nehmen von allen Nährstoffen mengenmäßig den größten Platz in der Ernährung des Menschen ein. Gemeinsam mit den Fetten sind sie seine Hauptenergiequelle. Doch sie machen nicht nur satt, sondern sind auch ein Treibstoff für alle körperlichen und geistigen Leistungen. Außerdem sorgen die Kohlenhydrate über den Blutzuckerspiegel dafür, dass genügend Tryptophan, die Vorstufe des Glückshormons Serotonin, ins Gehirn gelangt. Durch Kohlenhydrate kann Serotonin Sie erst glücklich machen!

Wenn Ihr Blutzuckerspiegel sinkt, weil Sie zu wenig Kohlenhydrate zu sich genommen haben, dann wird Ihnen schwindelig, Sie fühlen sich schwach und ihre körperliche und geistige Leistungsfähigkeit ist stark gesunken. Kohlenhydratquellen sind in Reis, Nudeln, Kartoffeln, Getreide und Getreideprodukten, Hülsenfrüchten, Gemüse, Obst (z. B. Bananen), Milch und Süßigkeiten enthalten.

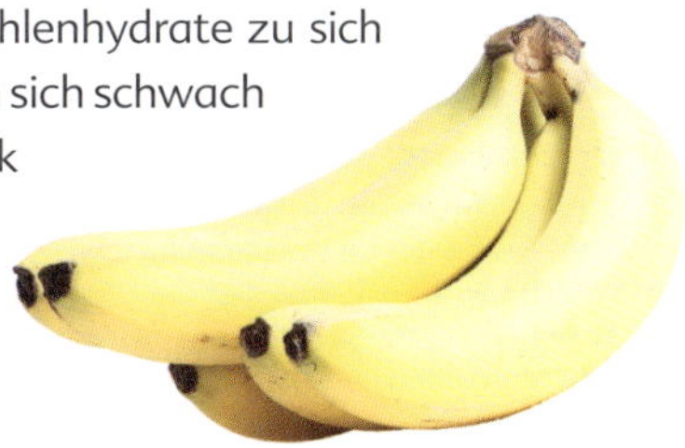

Fette

Fette bestehen aus vielen verschiedenen Bestandteilen, wie zum Beispiel Fettsäuren und Glycerin. Sie machen einen großen Bestandteil unseres Körpers aus. Neben vielen anderen Aufgaben wirken Fette, wie auch Kohlenhydrate, als Energielieferanten unseres Körpers. Sie sorgen auch dafür, dass die wichtigen fettlöslichen Vitamine vom Körper aufgenommen werden können. Damit wir eine gewisse Portion Stress vertragen, steigern die essenziellen Omega-3-Fettsäuren die Serotoninbildung. Essen wir zu wenig Fett, sinkt unter anderem unsere Leistungsfähigkeit, weil wir einfach nicht genug Energie haben.

Außerdem kann ein Mangel an Omega-3-Fettsäuren durch fehlendes Wohlbefinden Stress verursachen. Fett findet sich in **fast jeder Mahlzeit**, besonders wenn wir gebratene oder frittierte Lebensmittel verzehren. Die glücksfördernden Omega-3-Fettsäuren sind vor allem in Kaltwasserfischen, wie zum Beispiel Makrele oder Lachs, enthalten.

Fisch macht glücklich!

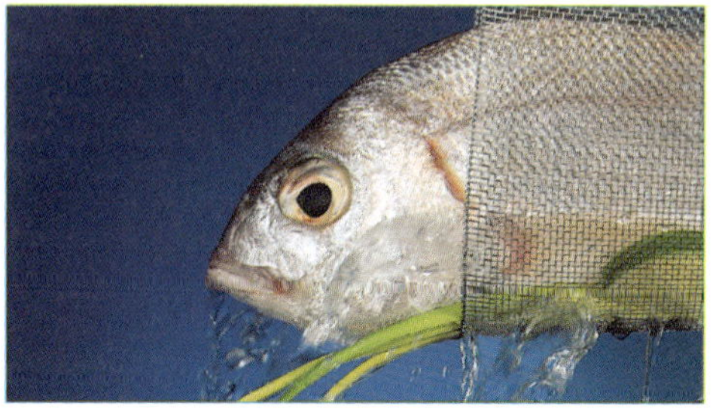

Vitamine

Vitamine sind Nährstoffe, die der Körper nicht oder in nur unzureichendem Maße herstellen kann. Sie müssen dem Körper, wie auch die Mineralstoffe, nur in geringer Menge zugeführt werden. Die verschiedenen B-Vitamine stärken das Immunsystem und sorgen für Nerven wie Drahtseile. Vitamin B3 macht indirekt zufrieden, da bei einem Mangel dieses Wirkstoffes weniger Serotonin gebildet wird. Vitamin C hilft uns dabei, dass wir in Stresssituationen belastbarer sind. Wichtige Nahrungsquellen für die meisten Vitamine sind Obst, Gemüse und Lebensmittel aus Vollkorn. Energiebündel mit besonders viel Vitamin B1 und B6 sind Haferflocken. Vitamin C finden Sie in großen Mengen in Zitrusfrüchten und Paprikaschoten.

INFO

Behandeln Sie vitaminreiche Lebensmittel sehr vorsichtig, denn diese Nährstoffe sind licht-, sauerstoff- und vor allem hitzeempfindlich. Bewahren Sie diese Lebensmittel im Dunklen auf. Zerschneiden Sie sie erst kurz vor dem Verzehr und essen Sie sie am besten roh! Und: Bitte nicht zerkleinert in Wasser stehen lassen, da sie zum Teil wasserlöslich sind!

Mineralstoffe

Obwohl wir Mineralstoffe nur in kleinen Mengen zu uns nehmen müssen, haben sie verschiedenste, sehr wichtige Aufgaben. Mineralstoffe sorgen insbesondere für einen reibungslosen Stoffwechsel in unserem Körper und für Wachstumsprozesse. Da sie auch für unsere Muskel- und Nervenfunktionen verantwortlich sind, steigern sie unsere Leistungsfähigkeit. Besonders Magnesium verschafft uns ein starkes Nervenkostüm. Sollten Sie an Magnesiummangel leiden, ist es für andere sehr einfach, Sie zu „nerven“. Mineralstoffe finden Sie in sehr unterschiedlichen Lebensmitteln.

Nüsse sorgen für ein starkes Nervenkostüm!

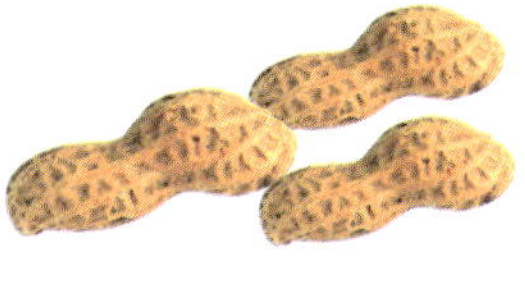

Zusammenspiel von Ernährung, Entspannung und Fitness

Damit Ihr Körper den täglichen Anforderungen gewachsen ist, ist es nicht nur wichtig, dass Sie sich um eine bedarfsgerechte Ernährung bemühen!

Genauso wichtig ist es, darauf zu achten, dass Sie für ausreichende Bewegung sorgen und genügend Verschnaufpausen vom Alltag zur Entspannung einplanen. Nur wenn das Gleichgewicht zwischen den drei Komponenten Ernährung, Bewegung und Entspannung stimmt, sind Sie auf lange Sicht körperlich und geistig fit genug, um den stressigen Alltag zu bewerkstelligen. Sie wissen ja: „In einem gesunden Körper wohnt ein gesunder Geist“.

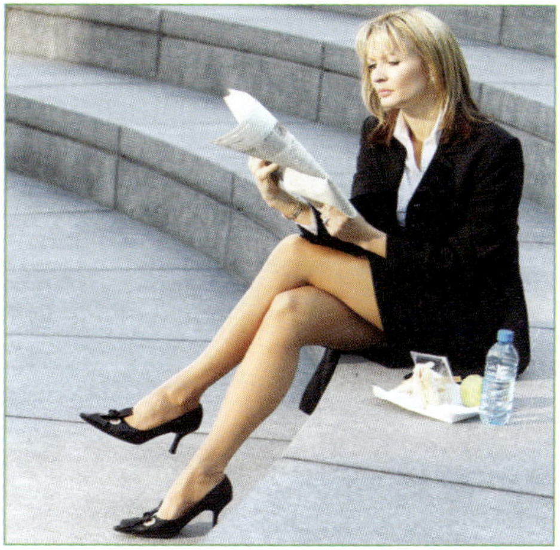

Ernährung, Bewegung und Entspannung machen Sie stark gegen Stress!

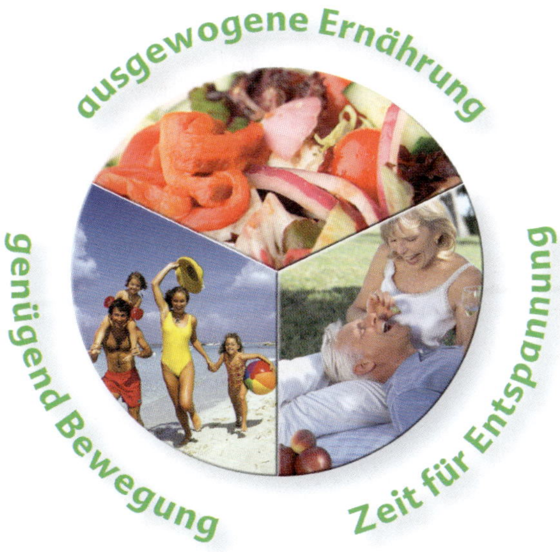

TIPPS...

... zur Entspannung

- *Wissen Sie eigentlich, welche Art von Entspannung Ihnen gut tut? Wenn nicht, sollten Sie es unbedingt herausfinden! Probieren Sie verschiedene Entspannungstechniken aus.*
- *Lassen Sie sich verwöhnen! Wie wäre es mit einer Massage oder einem Wochenende in einem Wellness-Hotel? Wenn Sie alles gut planen, ist das bestimmt möglich!*
- *Arbeiten Sie nicht zu häufig in Ihrer Mittagspause! Nutzen Sie diese Zeit lieber, um einen kleinen Spaziergang zu machen oder eine interessante Zeitschrift zu lesen. Sie werden sehen: Sie holen die Zeit spielend auf, weil Sie Ihre Arbeit lockerer und entspannter wieder aufnehmen!*
- *Arbeiten Sie nicht immer nach Feierabend weiter! Treffen Sie sich auch einmal mit Bekannten. Planen Sie einen Kinobesuch mit Ihrem Partner oder mit Freunden. Auch ein Essen in Ihrem Lieblingslokal in entspannter Atmosphäre kann Ihnen gut tun.*
- *Wenn Sie während der Arbeit kurzfristig sehr erschöpft sind, machen Sie fünf Minuten Pause! Legen Sie währenddessen ruhig einmal den Kopf auf Ihre Arme und denken Sie an Ihren Lieblingsurlaubsort, an das Meer, einen schönen Strand... Eine solche Fantasiereise kann Wunder bewirken! Sie lässt sich auch gut im Zug oder im Bus zur Entspannung einsetzen!*

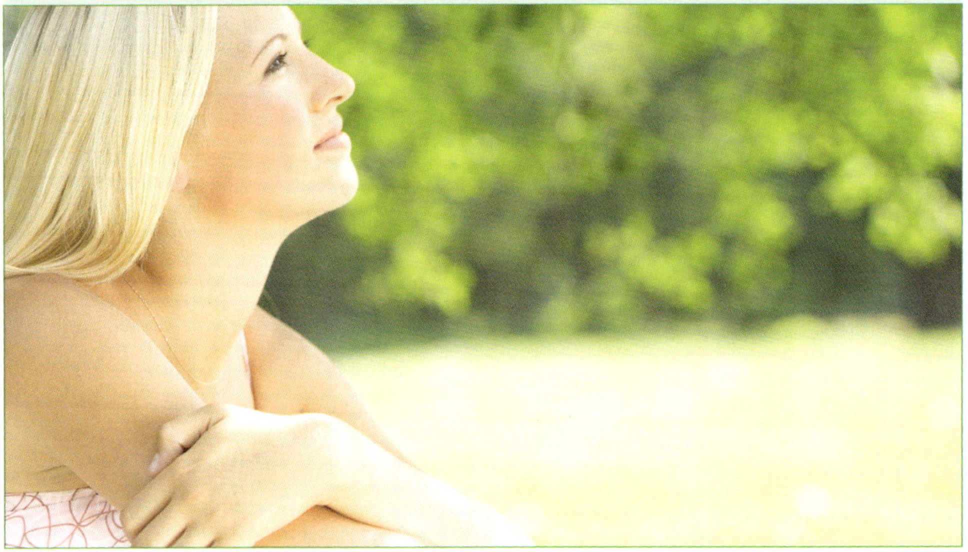

TIPPS...

... zur Bewegung

- *Vermerken Sie in Ihrem Wochenplan regelmäßig mindestens* ***zwei Termine****, an denen Sie sich sportlich betätigen wollen.*
- *Sollten Sie es nicht schaffen, in Ihrem Terminkalender feste Zeiten für Ihre Entspannung einzuplanen, suchen Sie sich eine Sportart, die sehr* ***flexibel in Zeit und Ort*** *ist. Wie gefällt Ihnen zum Beispiel „Nordic Walking"? Diese Sportart können Sie, nach einem kleinen Einführungskurs, fast überall und so lange Sie möchten ausüben!*
- *Wenn Sie Kinder haben, bewegen Sie sich doch mit ihnen gemeinsam! Fast alle Kinder sind sportbegeistert! Auf diese Weise haben Sie gleich „zwei Fliegen mit einer Klappe geschlagen": Sie bewegen sich und verbringen Zeit mit Ihren Kleinen. Schwimmen, Rad fahren oder Paddeln zum Beispiel sind Sportarten, die man sehr gut gemeinsam ausüben kann.*
- *Planen Sie* ***mehr Bewegung*** *in Ihren Alltag ein! Benutzen Sie für kurze Wege das Fahrrad statt des Autos. Auch zu Fuß lassen sich viele Besorgungen erledigen. Nehmen Sie lieber die Treppe als den Aufzug! Nutzen Sie Ihre Mittagspausen für* ***Spaziergänge****, statt in der Kantine zu sitzen.*

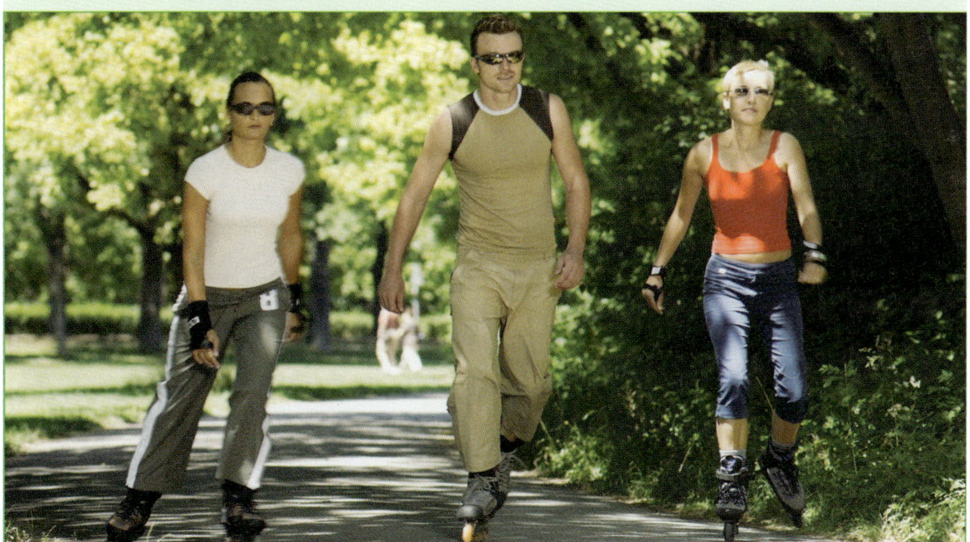

Stressfrei im Alltag

Wasser ist das Lebenselixier Nr. 1. Unser Körper besteht etwa zur Hälfte aus Wasser. Außerdem benötigen wir für alle wichtigen Vorgänge im Gehirn und Nervensystem Flüssigkeit.

Erste Hilfe bei Stress: Viel Wasser trinken

Wenn Sie sich gerade ausgepowert fühlen, bringt Ihnen ein kleiner Schluck **Wasser** rasch **neue Energie** und kurbelt den Kreislauf an. Verzichten Sie auf regelmäßige Genussmittel wie z. B. Kaffee und Alkohol – trinken Sie auf jeden Fall dazu immer ein Glas Wasser. Insgesamt sollte ein Erwachsener **täglich mindestens 2l Flüssigkeit** trinken: Wasser, Saftschorle oder Tee.

TIPP

Das Aroma von Tee kann sich am besten in weichem Wasser entfalten, deshalb hartes Wasser vorm Aufgießen zunächst eine Minute sprudelnd kochen!

Bewusst genießen ist angesagt! Ein leckerer Espresso als Abschluss des Restaurantbesuchs oder ein Glas Rotwein gemeinsam mit Freunden nach einem anstrengenden Arbeitstag schmeckt Ihnen dann umso besser!

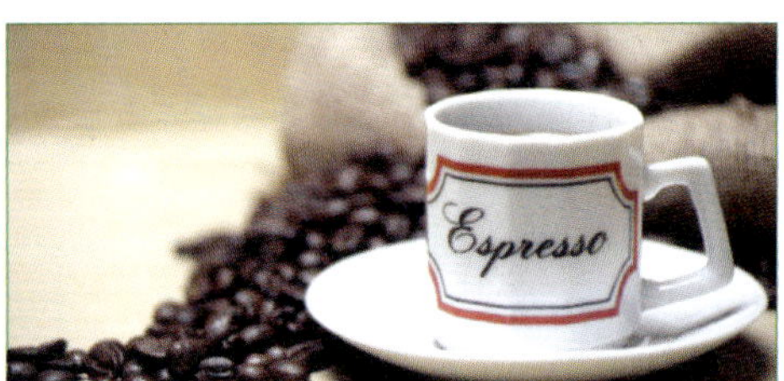

INFO

Schwarzer oder grüner Tee enthält viel Fluorid und reichlich Mineralstoffe. Er gilt als Radikalfänger, da die Gerbstoffe gegen Krebs wirken – in grünem Tee sind übrigens mehr Gerbstoffe enthalten als in schwarzem Tee.

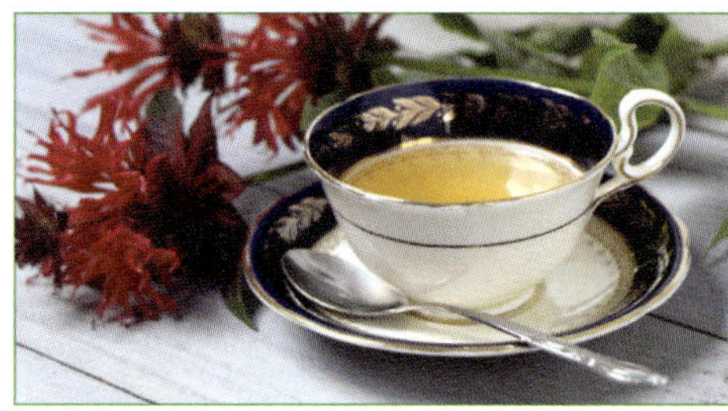

INFO

Studien beweisen, dass mit Hand gebrühter Kaffee dem Magen am besten bekommt: am wenigsten Säure enthält der Kaffee, der in einer zylinderförmigen Glaskanne direkt mit heißem Wasser aufgegossen wird.
Die meiste magenunfreundliche Säure steckt in Kaffee, der mit einem Pad in Direktbrühmaschinen zubereitet wird.

Mehrere Mahlzeiten am Tag

Wir wollen **täglich in Topform** sein und Leistung auf höchstem Niveau bringen. Dies ist jedoch leichter gesagt als getan – denn der Organismus ist **ständigen Schwankungen** unterworfen, die durch körperliche oder geistige Anstrengungen ausgelöst werden. Durch die **richtige Ernährung** kann man jedoch die Leistungskurve und somit auch die **Stimmung stabilisieren**.

Deshalb ist es sinnvoller, 5 kleinere Mahlzeiten über den Tag verteilt zu essen anstelle von 3 großen. Diese belasten die Verdauungsorgane und den Kreislauf zu sehr. So vermeiden Sie Leistungstiefs und Erschöpfungszustände, da die Blutzuckerkonzentration konstant bleibt. Aber Vorsicht: Falls Sie zu Übergewicht neigen, sollten Sie auf die Zwischenmahlzeiten verzichten. Denn damit nehmen Sie zusätzliche Kalorien zu sich.

Beachten Sie auch die richtige, mengenmäßige Zusammensetzung der Lebensmittel: Den größten Baustein nimmt dabei Obst und Gemüse ein, dann folgen Kohlenhydrate in Form von Brot, Getreide, Nudeln oder Kartoffeln, und danach Milch und Milchprodukte. In geringerem Maße sollten Sie Fleisch, Fisch und Eier verzehren und möglichst selten Fette und Süßes (*siehe auch www.dge.de*).

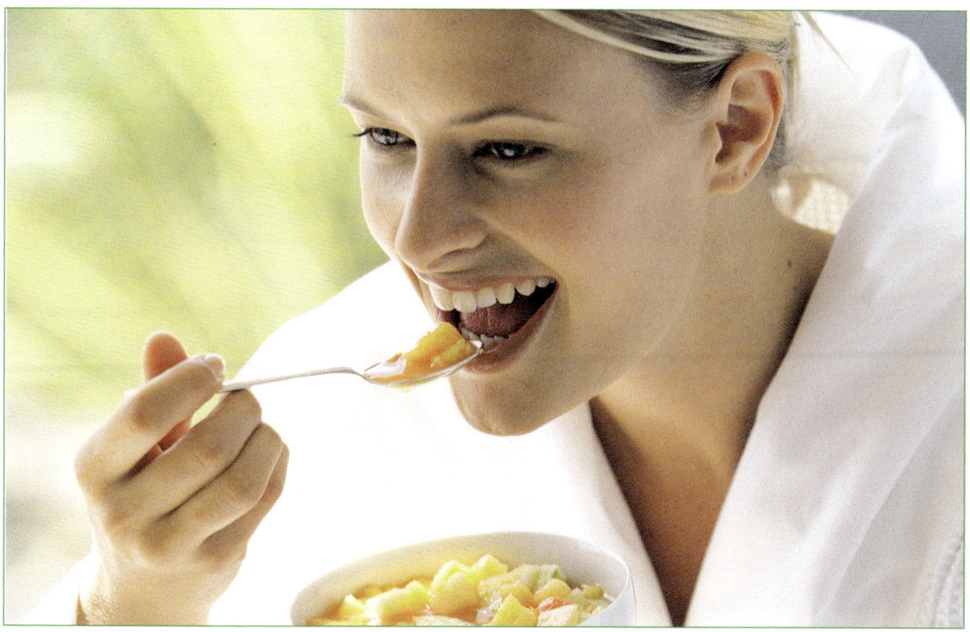

Schreiben Sie auf, was Sie essen!

Führen Sie Tagebuch (*siehe auch Kapitel 2*). Durch die **Dokumentation** Ihrer Stimmung, Ihrer gesundheitlichen Verfassung und dem, was Sie gegessen haben, können Sie überraschende Erkenntnisse gewinnen! So kommt es vielleicht viel zu oft vor, dass Sie das Frühstück ausfallen lassen oder zwischendurch ausschließlich süße Schokoriegel oder Kuchen konsumieren. Eigentlich ist es auch schon viel zu lange her, dass Sie gemütlich zu Hause gekocht haben. So können Sie allein durch die Umstellung Ihrer Ernährungsgewohnheiten für mehr **Ruhe, Ausgeglichenheit** und ein **zufriedenes Bauch-Wohlgefühl** sorgen.

INFO

*Essen Sie ruhig mehr frische Kräuter! **Dill** zum Beispiel besitzt eine beruhigende Wirkung und auch **Koriander** funktioniert wie ein mildes Beruhigungsmittel.*

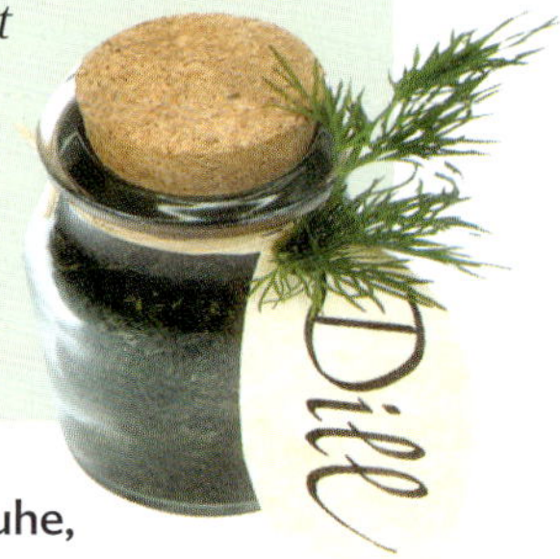

Bewegen Sie sich

Gerade stark beschäftigte Menschen haben sehr viel **überschüssige Energie**, die sich in Nervosität oder Gereiztheit bemerkbar macht. Sie sind ständig „auf 180“ und haben permanent Stress.

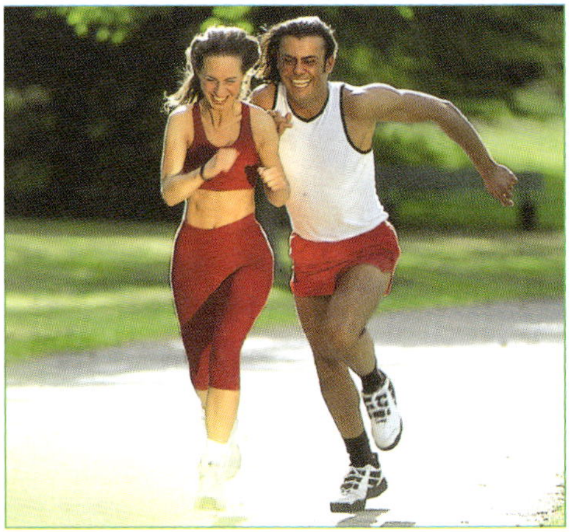

Es gibt einen einfachen Weg, die im Körper produzierten Stresshormone abzubauen: **Bewegung!** Gerade dann, wenn Ihnen alles zu viel wird und alles über den Kopf wächst – nehmen Sie sich 5 min. Auszeit und laufen Sie einmal um den Block. Sofort werden Sie ruhiger und gelassener!

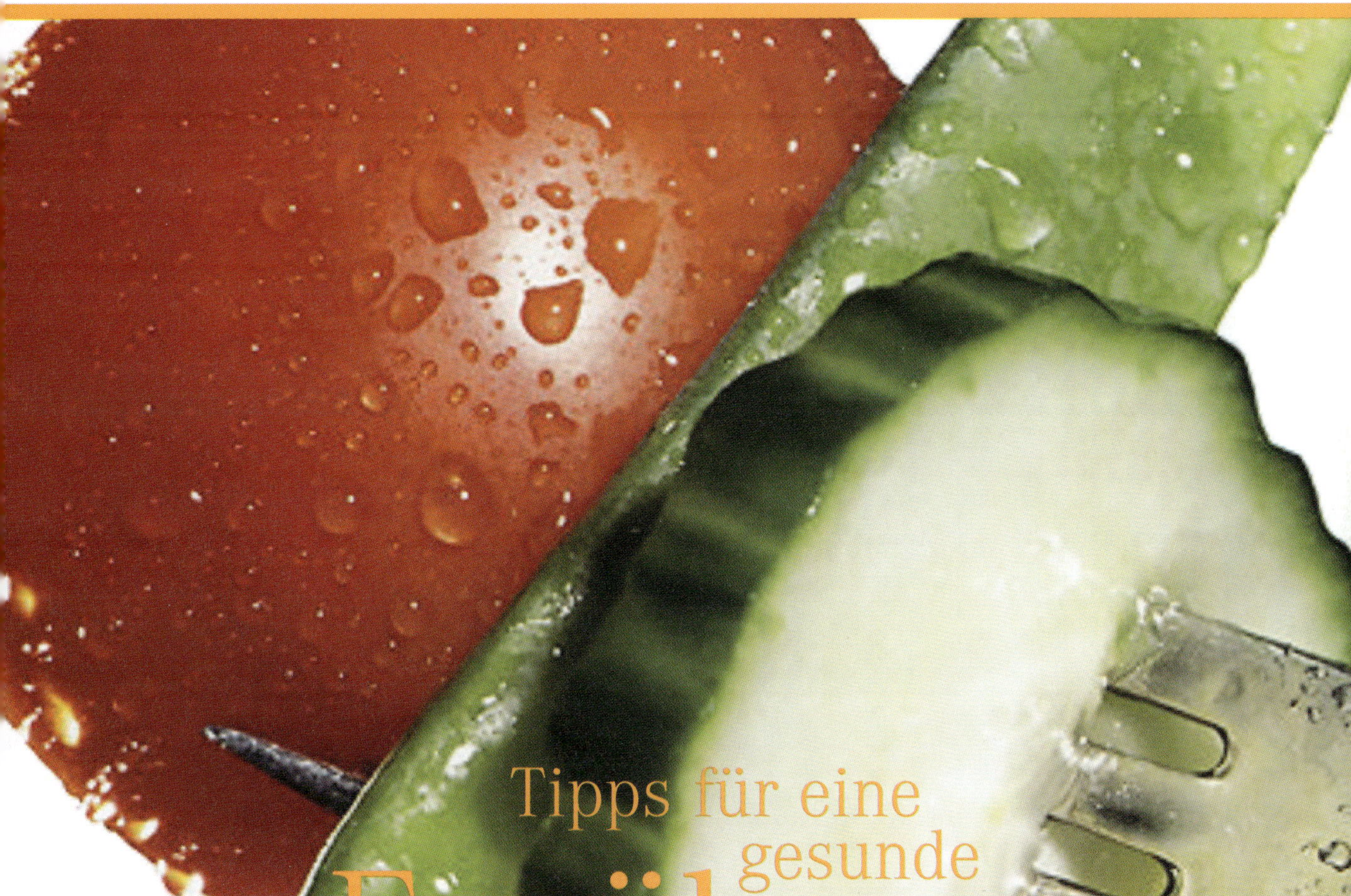

Tipps für eine gesunde

Ernährung

und leckere

Anti-Burnout-Rezepte

Überblick über die wichtigsten Nährstoffe für die grauen Zellen

Bevor Sie sich jetzt an den Küchenherd stürzen, um den Kochlöffel zu schwingen... STOP! In diesem Kapitel finden Sie wertvolle Tipps, interessante Infos und spannende Ideen für eine gesunde und zugleich leckere Anti-Burnout-Ernährung. Denn: Ein leistungsfähiges Gehirn und ein stabiles Nervensystem sind die wichtigsten Voraussetzungen, um ein kraftvolles, aber auch entspanntes Leben führen zu können.

Im 3. Kapitel dieses Buches haben Sie bereits die wichtigsten Anti-Stress-Nährstoffe kennen gelernt. Im Folgenden sehen Sie eine Auswahl dieser bedeutenden Vitamine und Mineralstoffe und deren Funktionen für ein stressfreies Wohlbefinden nochmals im Überblick.

VITAMINE

Vitamin	Funktion	Nahrungsmittel
B	Nerven, Gemüt, Gedächtnis	in Vollkornprodukten, Geflügel, magerem Fleisch, Fisch, Meeresfrüchten, Milch, Käse, Hülsenfrüchten, Walnüssen, Avocados, Bananen
C	Abwehrkräfte, Anpassungsfähigkeit an Stress, Vitalität	in frischem Gemüse und Obst, roh oder schonend zubereitet
E	Nerven, Hormone	in Getreide, besonders in Weizenkeimen, Samen, kaltgepressten Pflanzenölen, Eiern und Blattgemüsen

INFO

Eine Studie an der Harvard Universität in Boston, USA, hat ergeben: Wenn man 15 Minuten Stress hat, verliert man in dieser Zeit 300-320 mg Vitamin C!

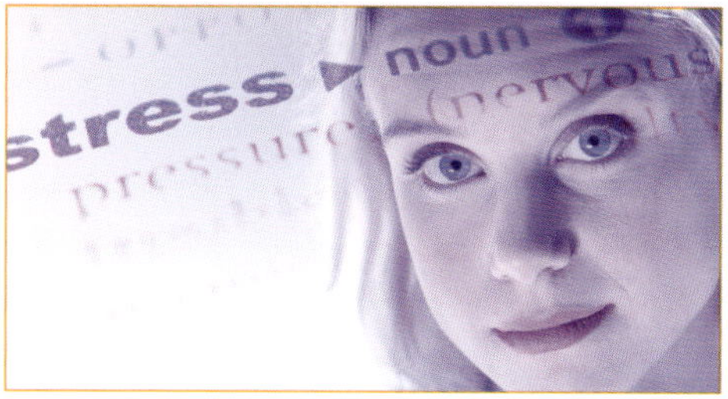

MINERALSTOFFE

Mineralstoff / Spurenelement	Funktion	Nahrungsmittel
Kalzium	Nerven: gegen Nervosität und Unruhe (bestes natürliches Beruhigungsmittel!)	in Milch, Quark, Jogurt, fettarmem Käse, Sesamsamen und Nüssen – am besten zusammen mit Vitamin C einnehmen 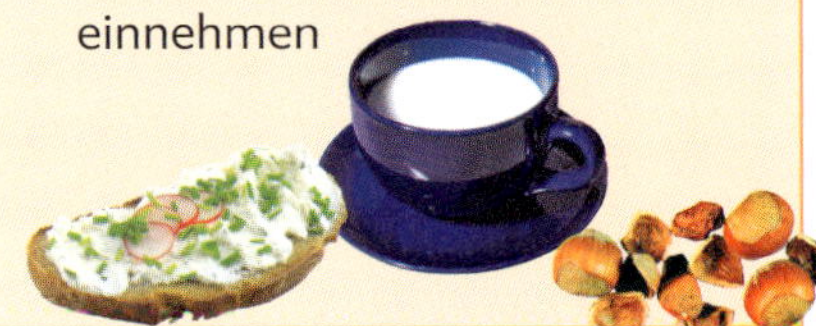
Magnesium	Nerven: gegen Gereiztheit, Stress und Aggressionen, Kopfschmerzen infolge von Verkrampfungen im Schulter-/ Nackenbereich, Verspannungen, Lidzucken	in Vollkorn- und Milchprodukten, Gemüse, Hülsenfrüchten, Nüssen und Samen – am besten zusammen mit Vitamin C einnehmen 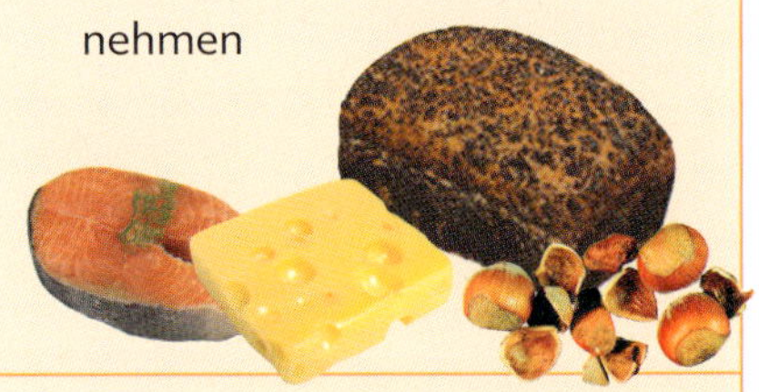
Eisen	Konzentrationsfähigkeit, Sauerstofftransport	in Fleisch, Leber und Fisch, in Gemüse, Hülsenfrüchten und Vollkornprodukten – am besten zusammen mit Vitamin C ein nehmen 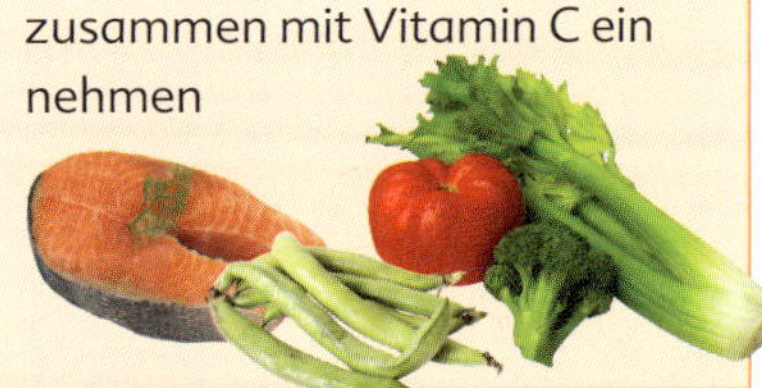
Kalium	Nerven	in Bananen 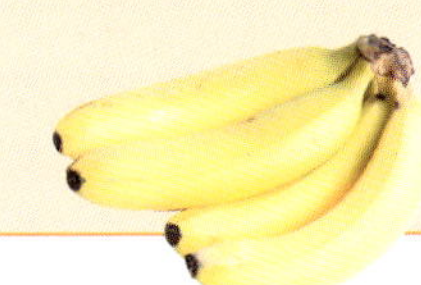

INFO

Die Top Ten der Anti-Burnout-Lebensmittel

1. ***Basilikum*** *hilft bei Angstgefühlen und nervöser Schlaflosigkeit.*
2. ***Ananas*** *enthält viel Wasser und das Enzym Bromelain. Dieses kurbelt die Serotoninbildung an und sorgt für gute Laune.*
3. ***Mango*** *beruhigt die Nerven, da es alle wichtigen Vitamine enthält.*
4. ***Milch*** *wirkt dank Eiweiß und Vitamin B12 wie ein Anti-Depressivum und vermittelt Geborgenheit.*
5. ***Chilischoten*** *sind scharf und regen die Ausschüttung körpereigener Glückshormone an.*
6. ***Fisch*** *enthält viele hochwertige Omega-3-Fettsäuren und den Eiweißbaustein Tryptophan und vertreibt damit die schlechte Laune.*
7. ***Nüsse*** *sind die besten Snacks für eine starke Psyche.*
8. ***Nudeln*** *machen satt, glücklich und zufrieden. Eine große Portion Pasta liefert viele Kohlenhydrate, die den Blutzucker nach oben treiben.*
9. ***Bitterschokolade*** *enthält wichtige Aminosäuren, die das zentrale Nervensystem stimulieren und ein Glücksgefühl wie beim ersten Verliebtsein erzeugen.*
10. ***Honig*** *ist der schnellste resorbierbare Zucker und schafft deshalb sofort ein Gefühl der Zufriedenheit.*

INFO

So können Sie Serotonin selbst produzieren:

1. *Essen Sie Eiweiß pur (z. B. Fisch). Die wertvollen Aminosäuren (u. a. Tryptophan) gehen direkt ins Blut.*
2. *Essen Sie anschließend ein kohlenhydratreiches Dessert. Glukose fördert die Aufnahme von Tryptophan im Gehirn.*

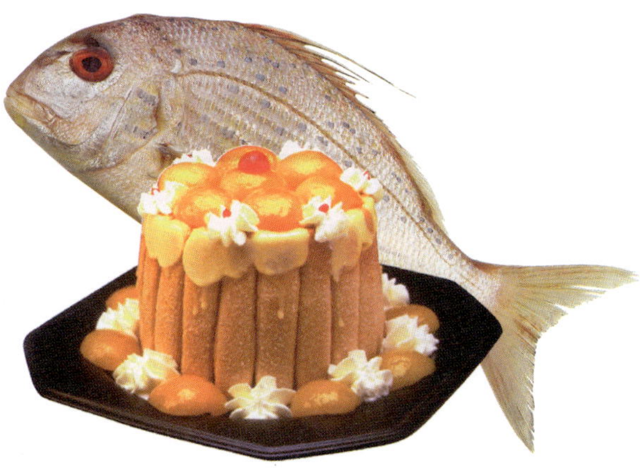

Anti-Burnout-Drinks

Ultimativer Anti-Stress-Cocktail
(2 Personen)

Wenn uns einmal wieder alles so richtig auf die Nerven geht – dann sollten wir unserem Körper Lecithin zuführen. Lecithin ist ein fettähnlicher Stoff, der für die Arbeit und den Aufbau der Nervenzellen essenziell ist. So können Schädigungen von Gehirn und Nerven durch Stress verhindert werden. Lecithin finden Sie in Sojabohnen, Linsen, Weizenkeimen, Leber, Erdnüssen, Sonnenblumenkernen und Milch.

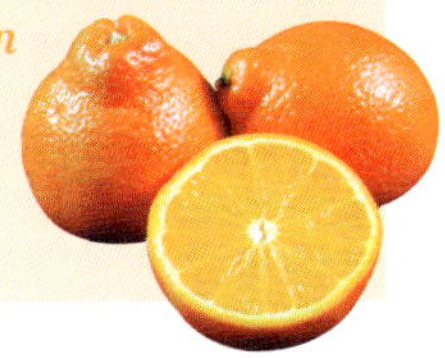

- 250 ml frisch gepresster Orangensaft
- 1 EL Zitronensaft
- 60 ml Feigensirup (Reformhaus)
- 4 EL flüssiges Naturlecithin

Alle Zutaten mischen, gut umrühren und langsam in kleinen Schlucken trinken.

Heißer Ingwer-Tee (1 Person)

Die 22 ätherischen Öle im Ingwer regen Stoffwechsel und Kreislauf an, wirken antiseptisch und beheben Verdauungsstörungen. Außerdem sind sie ein super Schutz gegen Erkältungen!

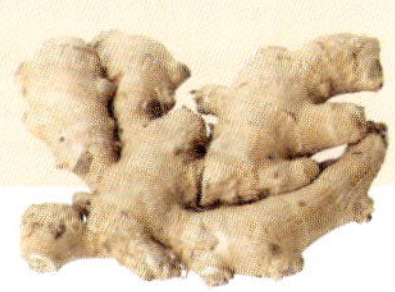

- 1 Stück Ingwer
- 1 Zitrone
- brauner Zucker

Ingwer schälen. Dann einige Scheiben in Wasser für ca. 3 min. kochen. Nach einigen Minuten abgießen. Mit Zitronensaft und braunem Zucker abschmecken.

Exotischer Frühstücksdrink
(2 Personen)

Eine Kiwi enthält fast doppelt so viel Vit. C wie eine Orange oder Zitrone. Wichtig: Nicht zusammen mit Milchprodukten essen (enthalten ein eiweißspaltendes Enzym, das Milchprodukte dann leicht bitter schmecken lässt). Außerdem: Die Frucht reift nach, wenn man sie zusammen mit einem Apfel aufbewahrt.

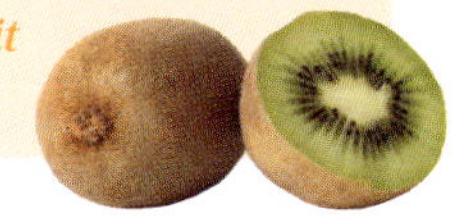

- 3 Kiwis
- 1 Banane
- 400 ml Orangensaft
- 4 EL Instant Flocken (z. B. von Kölln)

Kiwis schälen, klein schneiden und zusammen mit der geschälten und in Scheiben geschnittenen Banane pürieren. Orangensaft sowie Instant Flocken einrühren und 30 min. kalt stellen.

Fruchtiger Energie-Kick (2 Personen)

Bananen enthalten sehr viel Magnesium. Dieses ist zuständig für körperliche und geistige Leistung. Mangelt es dem Körper an diesem wertvollen Mineral, so ist man nervös, kann sich nicht konzentrieren, ist ständig müde und findet keinen Schlaf. Am besten zusammen mit Vit. C einnehmen!

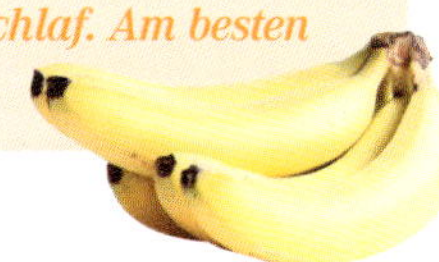

- 2 Grapefruits
- 1 Banane
- 400 ml roter Traubensaft

Grapefruits halbieren und auspressen. Die Banane pürieren. Mit dem Grapefruit- und Traubensaft mixen. Schmeckt am besten eiskalt!

Energie-Frische für arbeitsreiche Tage

Bunter Salat mit Minzedressing

Fühlen Sie sich angespannt und schlapp? Der Duft von Pfefferminze steigert die Motivation, Aufmerksamkeit und Leistungsfähigkeit, mindert Müdigkeit und regt gleichzeitig das zentrale Nervensystem an. Der gleiche Effekt wird übrigens auch durch das Aroma von Zimt bewirkt.
Deshalb: Ein Zimt- oder Minzkaugummi zwischendurch macht Sie schnell wieder fit!

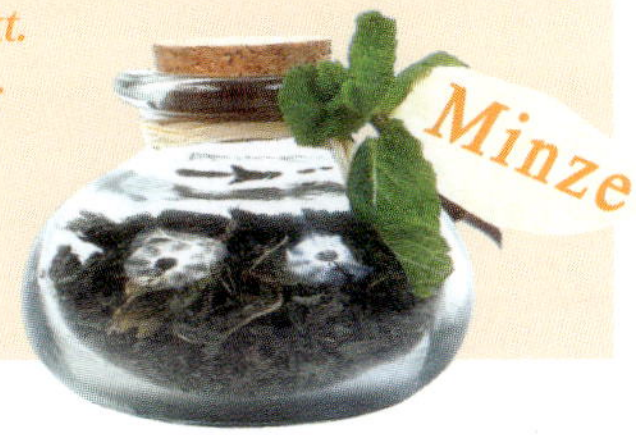

- 150 g grüne Bohnen
- Salz
- 250 g Kirschtomaten
- 1/2 Salatgurke
- 1 gelbe Paprikaschote
- 1 rote Zwiebel
- Knoblauch
- 1 Zweig Minze
- 200 g griech. Jogurt
- 75 ml Milch
- Pfeffer
- Zucker
- Zitronensaft
- 50 g schwarze Oliven

Bohnen waschen, putzen, in Stücke teilen und in Salzwasser 7 min. garen. Kalt abschrecken und abtropfen lassen. Tomaten waschen, halbieren. Gurke waschen, längs halbieren, entkernen, in Scheiben teilen. Paprika halbieren, entkernen, waschen und in Rauten schneiden. Zwiebeln abziehen, in Ringe teilen. Alle Zutaten mischen und danach zugedeckt einige Stunden kühl stellen.

Für das Dressing: Knoblauch abziehen, durchpressen. Minze waschen, Blättchen abzupfen, fein hacken. Beides mit Jogurt und Milch glatt rühren. Mit Salz, Pfeffer, Zucker und Zitronensaft abschmecken. Dressing zugedeckt einige Stunden kalt stellen. Kurz vor dem Servieren den Salat mit den abgetropften Oliven vermischen. Dressing noch mal abschmecken und in einem Schälchen zum Salat reichen.

SALAT „to go“

Salat kann man ab sofort aus der Hand essen ohne die Finger zu bekleckern. Die Lösung: Wraps! Der Salat wird einfach mit weiteren Zutaten inklusive Dressing in einen Tortillafladen gewickelt.

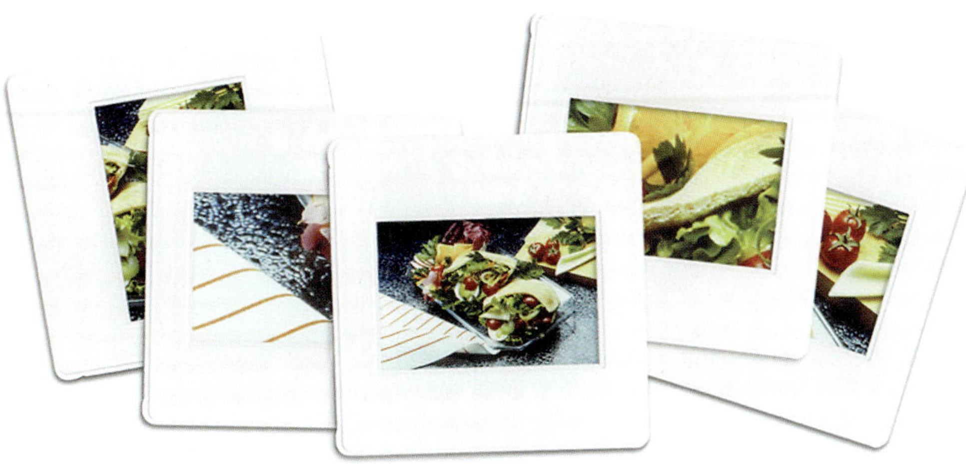

Fruchtiger Chinakohlsalat

Chinakohl enthält viel Vit. C, viele Aminosäuren und Senföle. Chinakohl ist nicht blähend und deshalb als Schonkost geeignet, wenn Ihnen der Job mal wieder auf den Magen geschlagen hat...

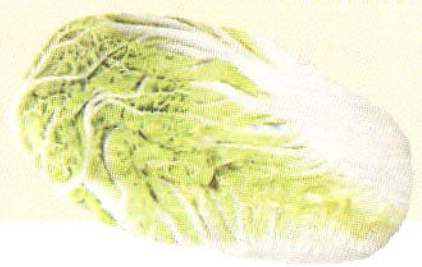

- 1 kleiner Chinakohl
- 1 Orange
- 1 gelbe Paprika
- 1 kl. Apfel
- 1 Tomate
- Crème fraiche
- Öl, Essig, Salz, Pfeffer

Gemüse und Früchte in kleine Stücke schneiden bzw. würfeln. Mit Crème fraiche, Öl, Essig und Gewürzen mischen und abschmecken. Dazu schmeckt ein frisches, warmes Baguette!

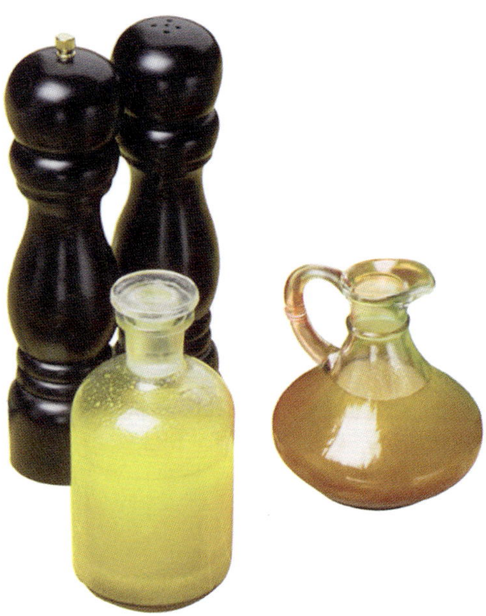

Fruchtsalat mit Sesamkrokant

Unreife Papaya können Sie übrigens wie Gemüse zubereiten. Da sie wenig Eigengeschmack besitzt, beträufelt man sie immer mit etwas Limettensaft.

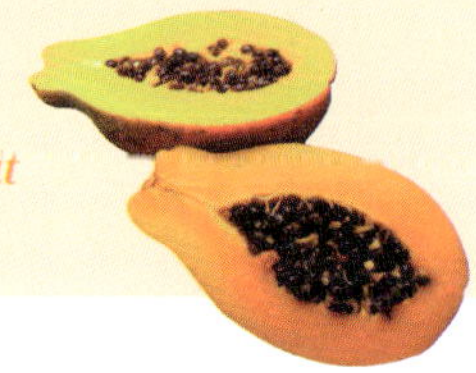

- 2 EL Sesamsamen
- 2 EL braunen Zucker
- 1 TL Öl
- 2 Scheiben frische Ananas
- 1 kleine reife Papaya
- 2 EL frische Heidelbeeren
- 2 EL Limettensaft
- Vanillearoma

Sesamsamen und Zucker goldbraun rösten, auf geölte Alufolie gießen, abkühlen lassen. Ananas und Papaya in Stücke schneiden. Mit Heidelbeeren in Schale füllen. Limettensaft und Vanillearoma verrühren, die Früchte darin wenden. Mit Sesamkrokant bestreuen.

INFO

Wussten Sie, dass der blaue Farbstoff in Heidelbeeren die kognitiven Leistungen steigert? Essen Sie so oft wie möglich ein kleines Schälchen dieser frischen Früchtchen!

Ideen für ein schnelles Kraft-Frühstück

Aprikosen-Zimt-Müsli
(2 Personen)

Aprikosen enthalten viel β-Carotin, Kalium und Fruchtzucker. Sie sind schnelle Energiespender!

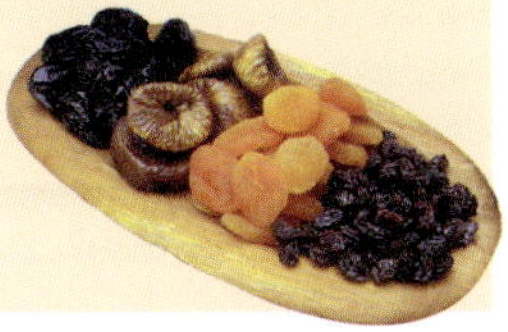

- 50 g Aprikosen (getrocknet und ungeschwefelt)
- 50 ml Apfelsaft
- 2 Orangen
- 1 Banane
- 150 g Vierkornflocken
- 1 Msp. Zimt
- 30 g gehackte Mandeln
- 300 g Jogurt

Aprikosen in Streifen schneiden und 2-3 Stunden in Apfelsaft einweichen. Orangen quer in Scheiben schneiden, Banane in Scheiben schneiden. Das ganze Obst mit Saft und den Flocken mischen und Zimt zugeben. Mandeln in einer Pfanne ohne Fett leicht anrösten. Jogurt mit Obst mischen und mit Mandeln bestreuen.

Anti-Stress-Müsli (1 Person)

Hafer ist ein wahrer „Stimmungsmacher", denn er gehört zu den Lebensmitteln, die den Körper zu einem vermehrten Ausstoß des Glückshormons Serotonin veranlassen. Und dann gibt es noch die hafereigenen„Weckamine", auf die das sprichwörtliche „ihn sticht der Hafer" zurückzuführen ist!

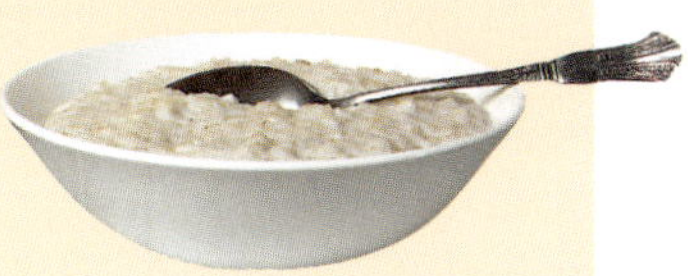

- 3 EL Köllns Echte Kernige
- 1 EL gehackte Walnüsse
- 50 ml Schlagsahne
- 50 ml Kefir
- 1 TL Ahornsirup
- $^1/_2$ Apfel

Haferflocken mit Walnüssen mischen und in ein Schälchen geben. Kefir, Schlagsahne und Ahornsirup cremig schlagen. Creme und den in Spalten geschnittenen Apfel auf die kernige Walnussmischung geben.

Sonnen-Frühstück (1 Person)

Mangos enthalten viel Vitamin A, β-Carotin und Vitamin C. Sie sind verdauungsfördernd, sogar leicht abführend.
Magenempfindliche sollten Mangos nie mit Milch oder Alkohol kombinieren!

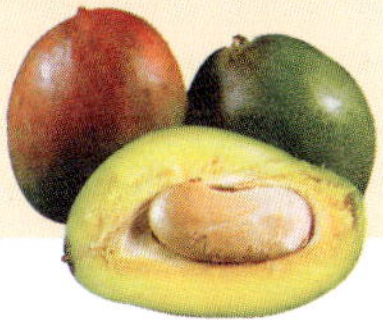

- 1 Scheibe Ananas
- $^1/_2$ Nektarine
- $^1/_4$ Mango
- $^1/_2$ Banane
- 2 EL Köllns Echte Kernige
- 1 TL Rohrzucker
- etwas Zitronensaft
- 200g Dickmilch

Dickmilch in eine Schale geben, Früchte in kleine Stücke schneiden und mit Zitronensaft und Zucker abschmecken. Dann die Haferflocken darüber geben.

Tramezzini à la Italia (2 Stück)

Knoblauch enthält viel Vitamin C, Phosphor, Eisen und ätherische Öle. Knoblauch ist ein Naturheilmittel gegen Bluthochdruck und hohen Cholesterinspiegel, beugt Arterienverkalkung vor und wirkt entzündungshemmend bei Magen- und Darmerkrankungen, anregend und antiseptisch.

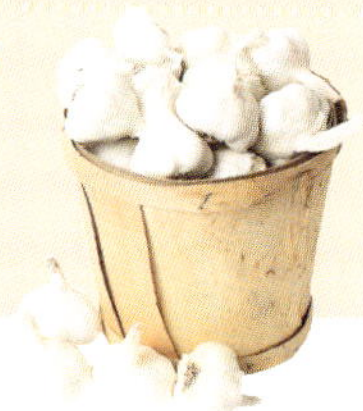

- 1 Knoblauchzehe
- 1 getrocknete Tomate in Olivenöl
- Salz
- weiche Butter
- ein paar Blätter Basilikum
- 2 Scheiben weißes Toastbrot
- 2 dünne Scheiben Putenbrust

Knoblauch schälen und grob hacken. Tomate abtropfen lassen, das Fruchtfleisch mit einem Messer von den Häuten abschaben und mit einer Prise Salz und dem Knoblauch zerdrücken. Mit Butter vermischen. Die Toastscheiben mit der Tomatenbutter bestreichen. Mit Putenbrust belegen, mit Basilikum bestreuen. Die übrigen Toastscheiben darauf legen und gut andrücken. Die Ränder (Brotrinde) abschneiden. Die Tramezzini diagonal halbieren.

Cookies für zwischendurch (ca. 20 Stück)

Als Zugabe im Tee wirkt Zimt durch die ätherischen Öle einheizend und anregend. Ähnlich wirkt Ingwer oder schwarzer Pfeffer.

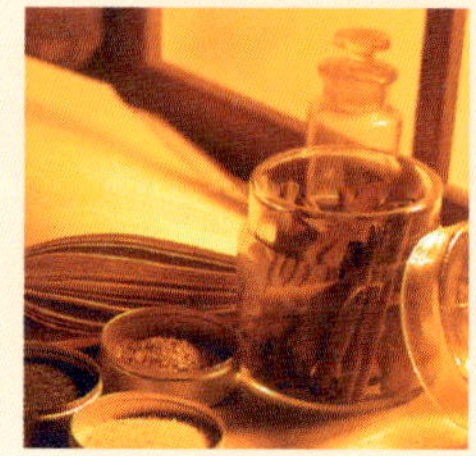

- 375 g brauner Zucker
- 375 g Stück Butter (Zimmertemperatur)
- 750 g Weizenvollkornmehl
- 375 g Jogurt oder Milch
- 1 Prise gemahlener Muskat
- $^1/_2$ TL Zimtpulver
- 6 EL Sonnenblumenkerne
- 4 EL Sesam

Mehl, Zucker, Zimt, Muskat und Sonnenblumenkerne mischen. Die Butter unterkneten, mit Jogurt oder Milch vermengen. (Bei Verwendung von Milch 1 TL Backpulver unter das Mehl mischen.) Auf ein gefettetes Blech streichen, mit einem scharfen Messer Rechtecke vorschneiden, mit Sesam bestreuen und bei 200 °C ca. 20 min. backen. Die Rechtecke nochmals nachschneiden und vom Blech lösen, wenn die Cookies noch lauwarm sind.

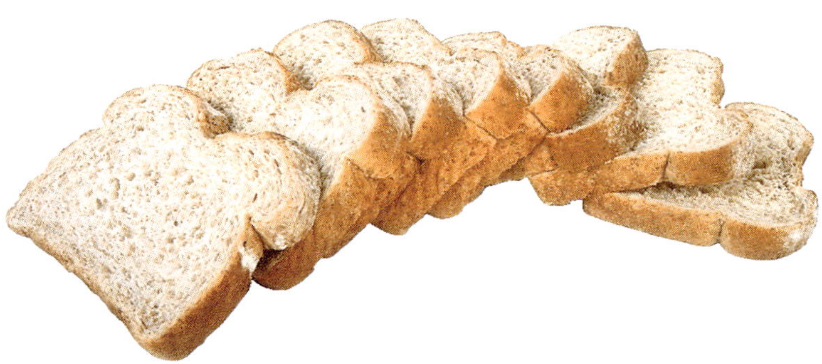

Italienische Leckerbissen

Cocktailtomaten enthalten viel Vit. A und C, sowie viele Mineralstoffe und Spurenelemente.
Außerdem ist in Tomaten Serotonin (nicht Vorstufe Tryptophan!) schnell verfügbar!
Tipp: Tomaten nie im Kühlschrank lagern, da sie sonst ihr Aroma verlieren! Auch sollten Tomaten separat gelagert werden, da der Stoff Äthylen anderes Gemüse reifen bzw. verfaulen lässt.

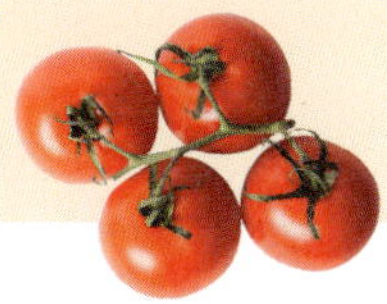

- 1 Zucchini
- 1 Pckg. Mozzarella-Kugeln
- 1 Pckg. Cocktailtomaten
- Basilikum
- Zahnstocher
- Öl-Essig-Marinade

Zucchini in grobe Würfel schneiden. Auf Zahnstocher abwechselnd aufspießen: Cocktailtomate, Basilikum-Blatt, Mozzarella-Kugel, Zucchiniwürfel. Mit Marinade beträufeln.

Tortellini-Sticks

Champignons enthalten viel Eiweiß, kaum Fett und Kohlenhydrate. Außerdem sind sie reich an Vit. C, E, Kalium, Kalzium, Phosphor.
Übrigens: Paprika ist eine Vitaminbombe! Eine rote Paprika enthält 4x mehr Vitamin C als eine Orange oder Zitrone!)

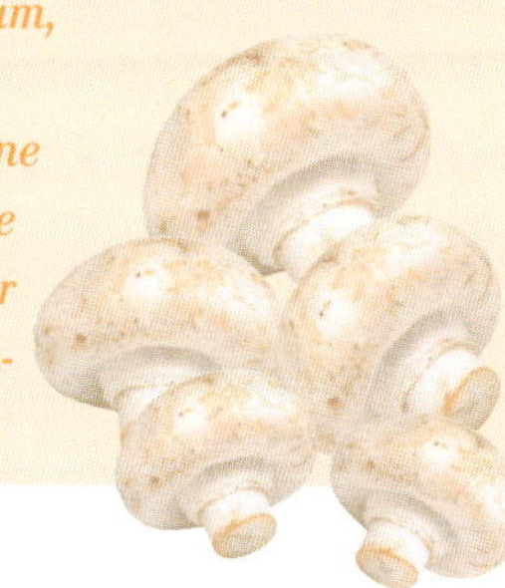

- 1 Pckg. Tortellini
- 1 Pckg. frische, kleine Champignons
- 1 rote Paprika
- Zahnstocher
- Öl-Essig-Marinade

Tortellini kochen. Champignons putzen, Paprika in grobe Würfel schneiden. Auf Zahnstocher abwechselnd aufspießen: Paprikawürfel, Champignon, Tortellini. Mit Marinade beträufeln.

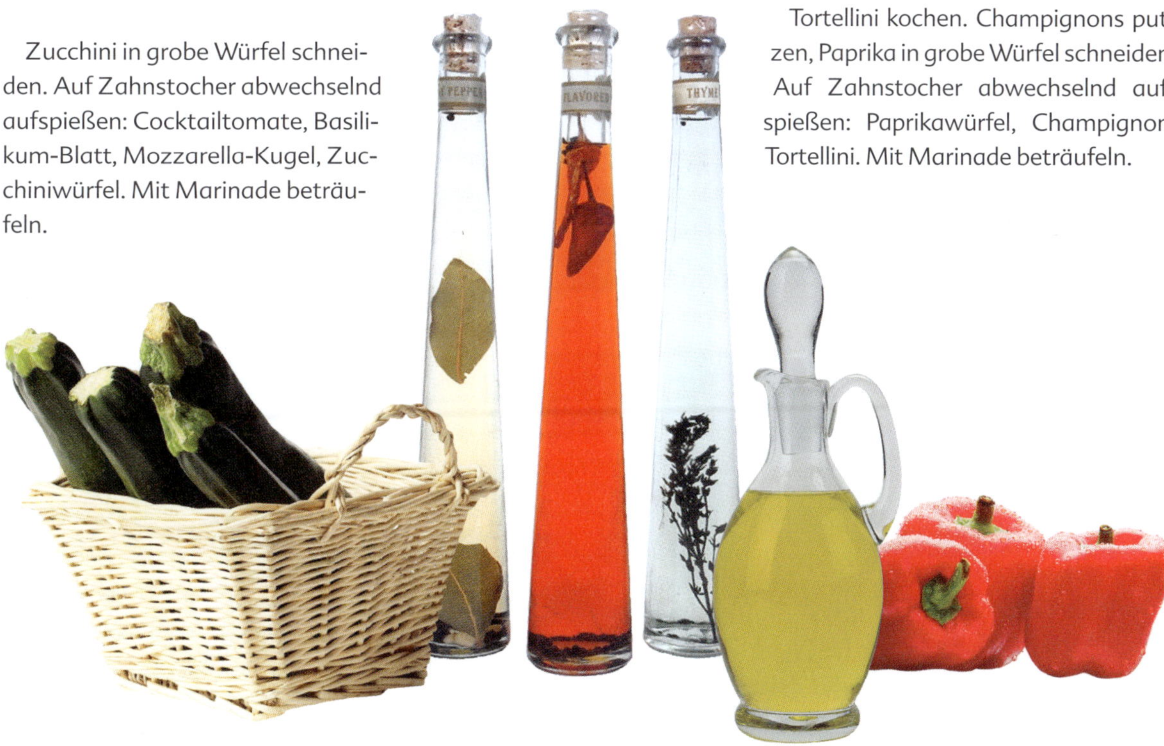

Etwas Warmes am Abend

Orangen-Kokos-Suppe (2 Personen)

Kokosnüsse enthalten viel Kupfer – ein Mineral, das uns in Schwung hält, Optimismus weckt und unseren Muskeln Kraft gibt. So werden wir mit Stress besser fertig und sind immer noch gut gelaunt! Auch ein guter Kupferlieferant: Nussschokolade!

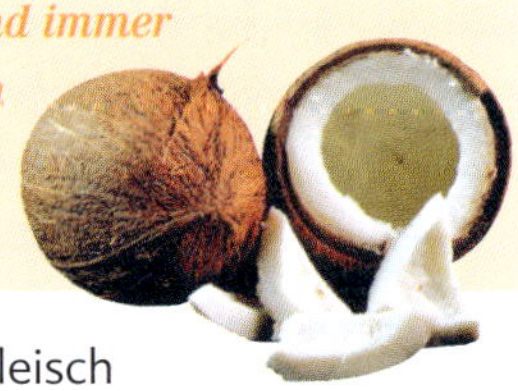

- 200 g gemischtes Hackfleisch
- 1-2 TL milder Curry
- $1/2$ Stange Lauch
- 180 ml Milch
- 125 g Schlagsahne
- $1/4$ l Brühe
- 25 g Kokosraspel
- 1 Orange
- Salz
- 1 TL brauner Rohrzucker
- gemahlenes Kurkuma

Hackfleisch und Curry anbraten. Lauch putzen und in Ringe schneiden und zum Fleisch dazu. Milch, Sahne, Brühe und Kokosraspel unterrühren. Einmal aufkochen lassen. Orange filettieren, in Suppe geben. Mit Salz, Zucker und Curry abschmecken. Ein halber TL Kurkuma färbt die Suppe intensiv gelb!

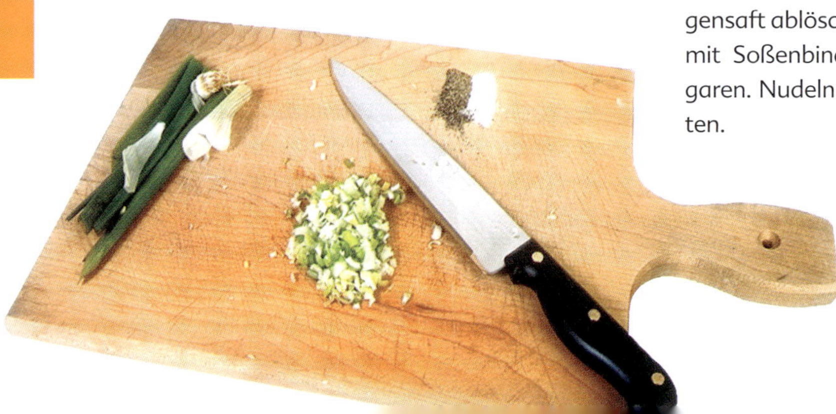

Orangensteak mit Brokkoli (4 Personen)

Brokkoli enthält: Vitamin A, B-Gruppe, C, sehr viel Kalium, Kalzium, Phosphor und Eisen. Brokkoli hat vielseitige Wirkungen: Stärkung des Immunsystems, Vorbeugung von Arteriosklerose, Schutz gegen Krebs. Übrigens: Essen Sie auch die Brokkoli-Stiele! Sie enthalten viel Chlorophyll und Selen.

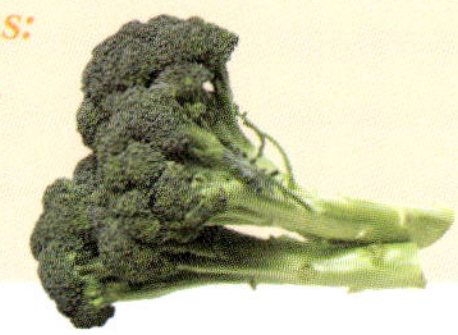

- 500 g Brokkoli
- 1 Bund Lauchzwiebeln
- 500 g dünne Bandnudeln
- Salz
- 500 ml Gemüsebrühe
- 4 Rindersteaks (oder Putensteaks)
- 3 EL Öl
- Pfeffer
- 200 ml Orangensaft
- 1 EL Senf
- 200 ml Sahne
- 2 TL Soßenbinder

Brokkoli und Lauchzwiebeln putzen, in Röschen teilen bzw. in Ringe schneiden. Brokkoli in der Brühe 5 min. blanchieren. Steaks im heißen Öl von beiden Seiten je 3-5 min braten. Salzen, pfeffern und warm stellen. Lauchzwiebeln im Bratfett dünsten, mit Orangensaft ablöschen. Senf, Sahne, Salz, Pfeffer zufügen, mit Soßenbinder etwas andicken. Nudeln al dente garen. Nudeln mit Steaks, Gemüse und Soße anrichten.

Pasta mit fruchtig-roter Tomatensauce für Krimiabende (4 Personen)

Einfach aber gesund: die Tomate. Tipp für eine etwas andere Tomatensauce: 1,5 kg Tomatenviertel, Knoblauch, 2 rote Zwiebeln auf Blech verteilen, 4 EL Olivenöl darüber, salzen, pfeffern, evtl. $^1/_2$ Tasse Semmelbrösel darüber. Im Ofen brutzeln lassen, bis Tomaten gar sind. Dann alles mit Basilikum im Mixer pürieren.

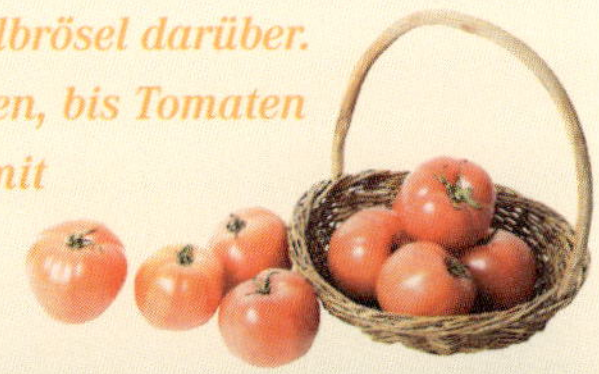

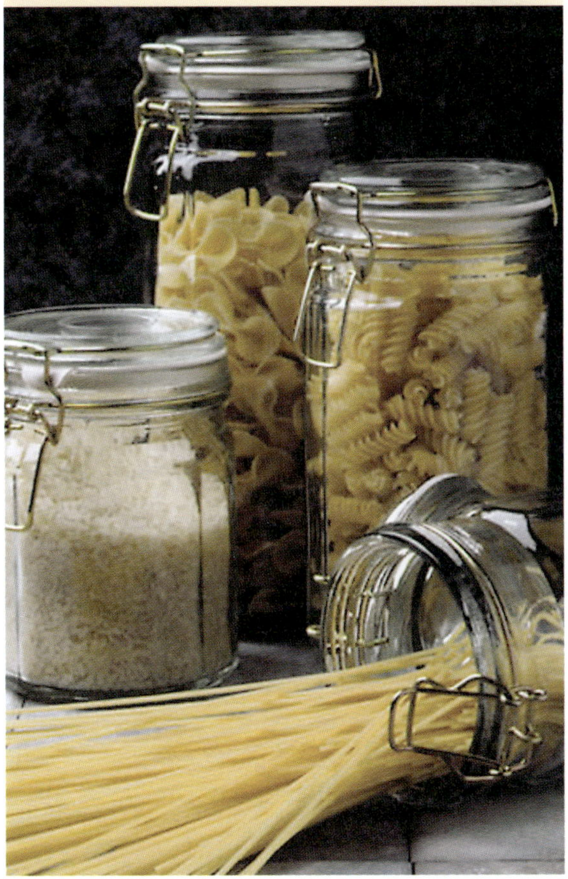

- 500 g Nudeln (z. B. Fusilli)
- 500 ml passierte Tomaten
- 200 g Feta
- 50 g grüne oder schwarze Oliven
- 1 Bund Frühlingszwiebeln
- 2 Knoblauchzehen
- 1 frische Chilischote
- 1 EL Olivenöl
- 1 TL getrocknete ital. Kräuter
- Salz
- Pfeffer

Frühlingszwiebeln waschen, putzen, in Ringe schneiden. Knoblauchzehen fein hacken. Chilischote aufschneiden, Kerne entfernen und fein hacken (Achtung: Am besten Einmal-Handschuhe anziehen!). Oliven grob hacken. Alles in heißem Olivenöl kurz anbraten, mit passierten Tomaten ablöschen, Kräuter dazu und 10 min kochen lassen. In der Zwischenzeit Pasta al dente kochen. Dann Feta zerkrümeln und unter Tomatensauce rühren. Mit Salz und Pfeffer abschmecken.

Kleine Sünden gesund verpackt

Süßkartoffelchips mit Avocado-Dip

Süßkartoffeln enthalten viel Vitamin A und C. Außerdem haben sie einen hohen Wassergehalt und sind deshalb weniger haltbar als Kartoffeln. Sie sind geschmacklich besser, wenn sie erst nach dem Kochen geschält werden!

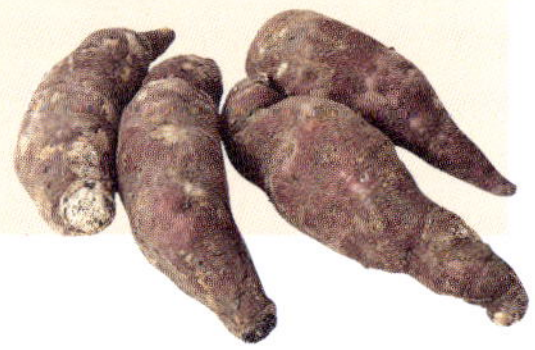

- 1 Süßkartoffel
- 2 reife Avocados
- 1 Zwiebel
- Koriander
- 1 Tomate
- evtl. Tabasco, Öl

Die Süßkartoffel schälen, in hauchdünne Scheiben schneiden. Die beiden Avocados schälen, zerdrücken und mit Zitronensaft abschmecken, Zwiebel würfeln und Koriander dazu. Tomate würfeln und ebenfalls dazu. Evtl. mit Tabasco etwas schärfer machen. Dann Süßkartoffelscheiben in Topf mit heißem Öl legen, kross anbraten, auf Küchenpapier abtropfen lassen und zusammen mit dem Avocado-Dip essen.

Pizzastripes

Wussten Sie, dass Basilikum geistige Müdigkeit beseitigt? Außerdem ist es verdauungs- und stoffwechselfördernd und Magen beruhigend.

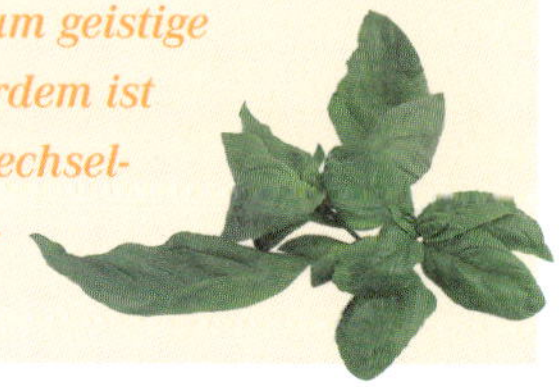

- 1 gefrorene, runde Pizza
- frischen Basilikum
- einige Scheiben Schinken

Gefrorene Pizza in Streifen schneiden, frischen Basilikum hacken und darüber streuen, Pizzastreifen in Schinken einwickeln und auf Backblech im Ofen bei ca. 220 °C backen.

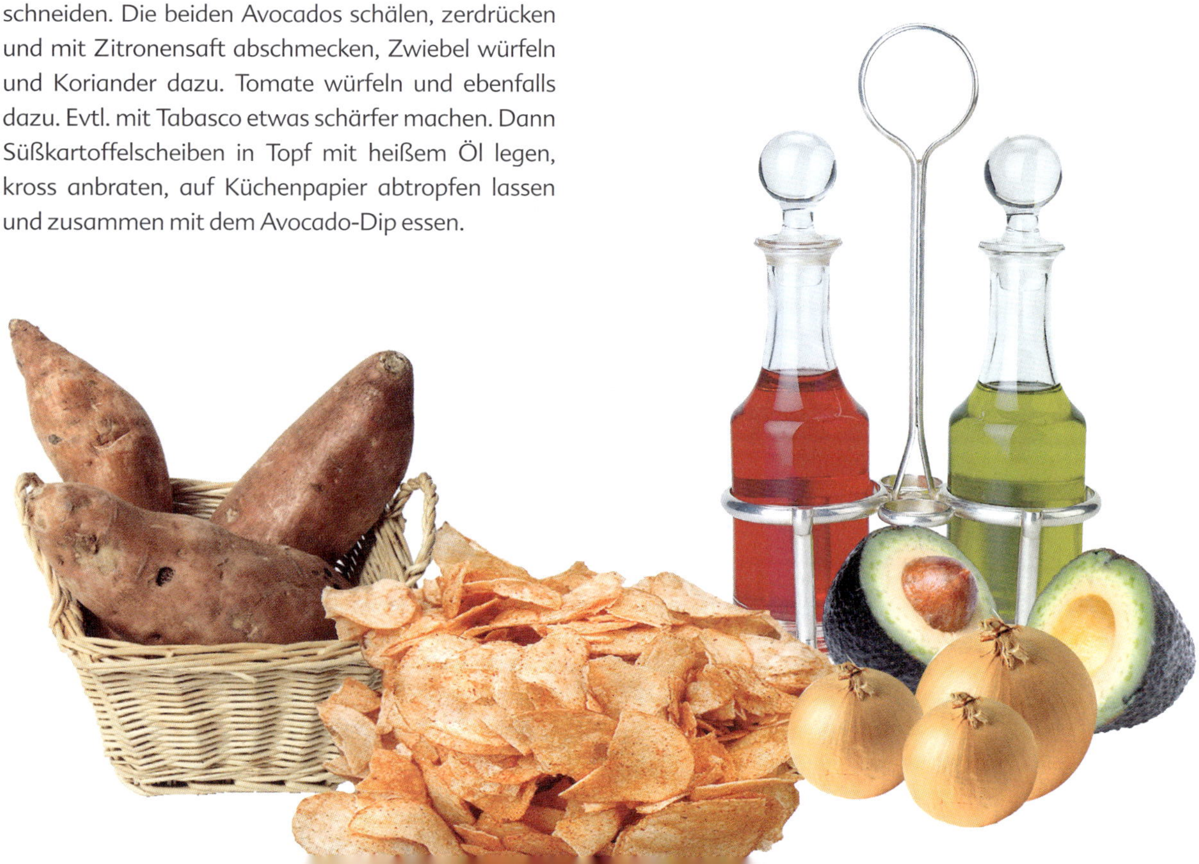

Leckereien für graue Sonntagabende

Marathon-Lasagne (4 Portionen)

Die Zwiebel enthält viel Vitamin A, Kalzium und Phosphor. Die ätherischen Öle in Zwiebeln wirken Blutdruck senkend, regulieren den Stoffwechsel und helfen bei Magen-, Leber- und Gallenbeschwerden. Tipp: Zwiebeltränen beim Schneiden lassen sich vermeiden, wenn die geschälte Zwiebel kurz unter Wasser abgespült wird. Oder während des Schneidens durch den Mund atmen!

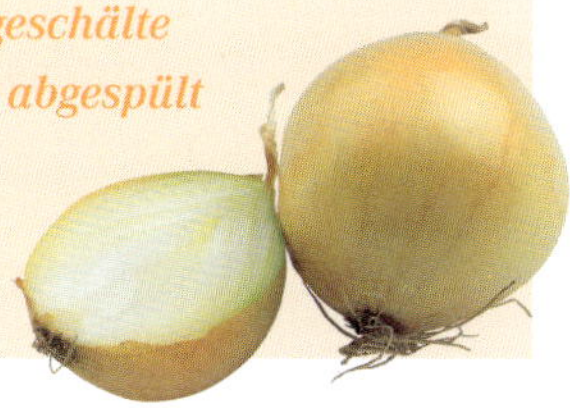

- 1 Pckg. Lasagneblätter
- 1 kl. Zwiebel
- 2 Knoblauchzehen
- 1 EL Butter
- 600 g Blattspinat (frisch oder tiefgekühlt)
- 200 ml Vollmilch
- 130 g Kräuterfrischkäse
- 3 EL Blütenzarte Köllnflocken
- Jodsalz
- Pfeffer
- Muskat
- 100 g Emmentaler (gerieben)

Zwiebel und Knoblauch fein hacken, in heißer Butter andünsten. Spinat dazu und kurz ankochen, dann in Sieb abtropfen lassen. Haferflocken und Frischkäse in heiße Milch rühren und mit Salz, Pfeffer und Muskat abschmecken. In Form etwas Soße geben und abwechselnd Teigplatten und Spinatfüllung hinein geben. Zum Schluss Soße darüber und mit Käse bestreuen. 45 min bei 200 °C backen.

Lachs in Honigsauce (3-4 Personen)

Fisch enthält viel Eiweiß für die Serotoninproduktion. Wichtig: Essen Sie das Eiweiß pur, denn Fett bremst den Glückshormon-Flash, Vitamin C dagegen fördert ihn. Also den Fisch immer auch mit Zitrone zubereiten!

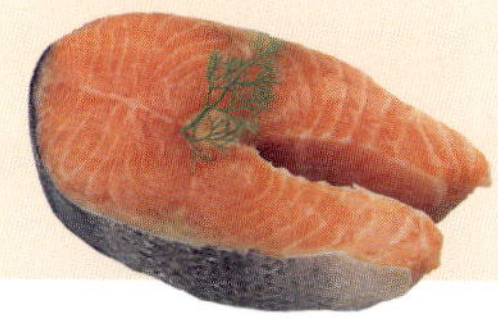

- 120 g Butter
- 3 EL Honig
- 2 EL brauner Zucker
- 2 EL Zitronensaft
- frisch gemahlener roter Pfeffer
- 600 g Lachsfilet
- Fischgewürz

Lachsfilet mit Fischgewürz würzen. Butter, Honig, Zucker, Zitronensaft und frischen Pfeffer erhitzen. Sauce auf Zimmertemperatur abkühlen lassen. Entweder in Form oder Alufolie Lachs mit der Haut nach unten legen, die Honigsauce darüber geben und mind. 30 min. ziehen lassen. Dann 15-20 min bei 200 °C garen. Lecker dazu schmecken Rosmarinkartoffeln!

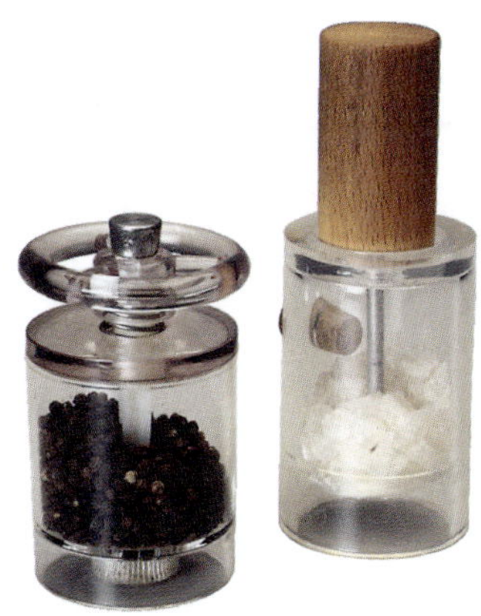

Zucchini à la Urlaub (4 Personen)

Zucchini und Chilischoten sind reich an den Stresskillern Vitamin A und C! Aber Vorsicht: Unbedingt Küchenhandschuhe beim Schneiden der Chilischoten anziehen!

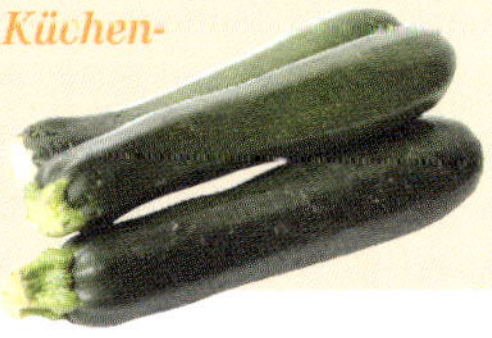

- 1 kg Zucchini
- 1 kg Strauchtomaten
- 200g frisch ger. Parmesan
- 200 g Mozzarella
- Basilikumblätter
- Salz
- Pfeffer
- Öl (z. B. Chili-Öl oder Chilischote dazu)

Zucchini in Scheiben schneiden, in einer Pfanne mit wenig Öl anbraten. Tomaten würfeln. In Auflaufform zuerst eine Schicht mit den gewürfelten Tomaten geben, darüber etwas Öl, dann eine Lage Zucchini, wieder Tomaten, dann Parmesan, dann Zucchini, Tomaten, Parmesan, Zucchini und zum Schluss Mozzarella – zwischendurch immer wieder Basilikumblätter und mit Salz und Pfeffer würzen. Bei 165 °C 25-30 min im Ofen garen. Passt perfekt zu Fleisch oder Fisch – oder mit Baguette als Vorspeise!

Food-Tipps nur für Frauen

PMS = Prämenstruelles Syndrom

8 bis 20 Prozent der Frauen leiden unter PMS. Dabei sind die häufigsten Symptome Krämpfe, Unterleibsschmerzen, Verdauungsstörungen, psychische Probleme. Die Ursachen sind unklar, wahrscheinlich liegen Störungen im hormonellen Zyklus vor.

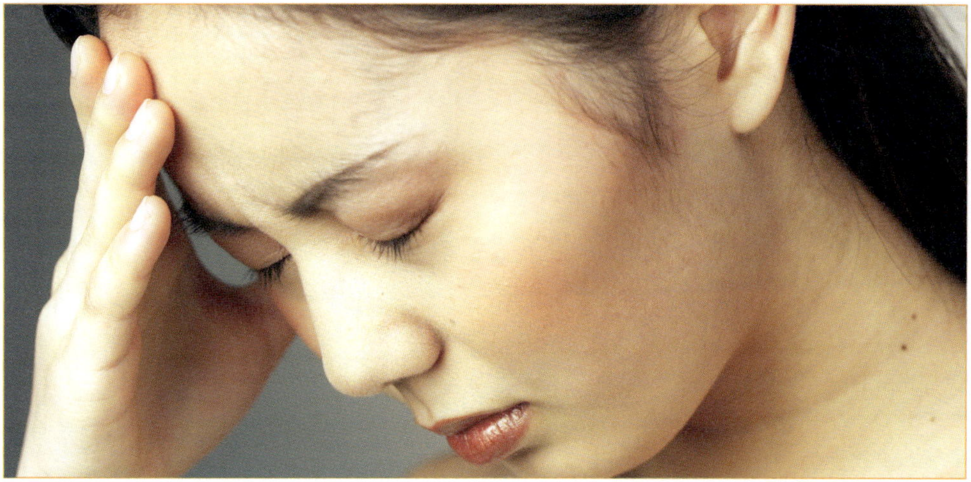

Essen Sie viel Kalzium und Vitamin D, d. h. Milch, Käse, Orangensaft, Brokkoli, Getreide. Außerdem lindert eine salzarme, ballaststoffreiche Kost Wassereinlagerungen und verhindert eine Gewichtszunahme. Ausreichend Vitamin B6 (Bananen, Vollkornbrot) und Gamma-Linolensäuren (z. B. Nachtkerzenöl) sind ebenfalls Balsam für Stoffwechsel und Hormonhaushalt und somit auch für unsere Seele.

TIPP

4 Portionen fettarme Milchprodukte am Tag senken das PMS-Risiko deutlich (z. B. Jogurt, Latte Macchiato) – aber nur fettarm, da sonst ein gegenteiliger Effekt eintritt!

Wechseljahre

Reizbarkeit, Depression, Müdigkeit, Antriebslosigkeit, Schweißausbrüche, Herzklopfen, Schlaflosigkeit, Angstzustände, Kopfschmerzattacken bis hin zu Migräneanfällen, Wasseransammlungen im Gewebe sind eine ganze Reihe von Symptomen, die die Frau im reiferen Alter auszuhalten hat. Da ist ein gestresster Alltag oft vorprogrammiert!

TIPPS

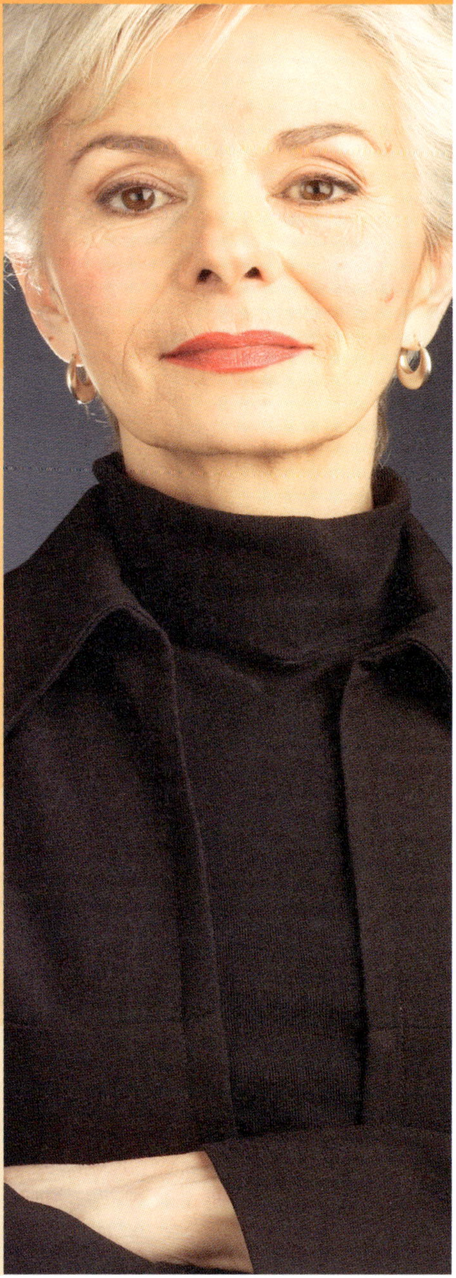

Stärken Sie das Immunsystem durch Milchsäurebakterien: Im Darm sitzt ein großer Teil unserer Abwehrkräfte. Milchsäurebakterien stoppen die Vermehrung krankmachender Keime, stärken das Immunsystem und entschlacken den Körper.

➲ Viel Michprodukte wie Jogurt oder Buttermilch essen bzw. trinken.

Stärkung von Herz und Gefäßen bei Stress durch Phytoöstrogene: Phytoöstrogene (Isoflavone) sind rein pflanzliche Hormone, die in der Pflanze als Botenstoffe dienen. Ihre Struktur ähnelt dem menschlichen Hormon Östrogen. Sie unterstützen den Hormonhaushalt und lindern Hitzewallungen und Schweißausbrüche wie ein Stabilisator. Ausgeglichenheit und Wohlbefinden sind positive Folgen.

➲ Greifen Sie öfter zu Sojaprodukten.

Gegen allgemeine Erschöpfung:

➲ Trinken Sie grünen Tee. Dieser regt die Blutzirkulation an, hat belebende Wirkung ohne nervös zu machen, bekämpft freie Radikale und unterstützt die Leber bei der Entgiftung.

Gegen Osteoporose: Kalzium. Dies ist ein wichtiger Schutzfaktor, da bei Frauen ab 40 Jahren erhöhtes Risiko für Osteoporose besteht.

➲ Käse, Milchprodukte, Brokkoli sind beste Kalzium-Lieferanten.

Lebensmittel nicht nur zum Essen

Lebensmittel muss man nicht immer nur essen! Wer Wellness nicht nur in Form eines Kurzurlaubs in einem Alpenhotel kennt, sondern sich gern und bewusst entspannt, kann der Haut und dem Körper mit verschiedenen Nahrungsmitteln Gutes tun – und das mit null Kalorien!

Bäder

Duftende Zusätze von **Baldrian, Melisse, Heublumen** oder **Lavendel** in warmem Wasser wirken entspannend.

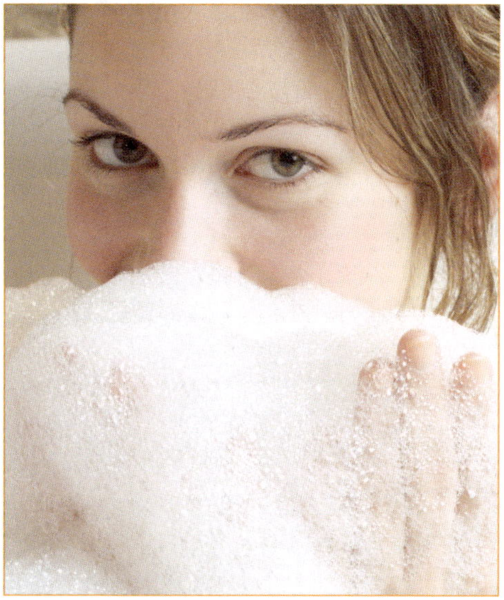

TIPP

Sahnebad selbst gemacht

- *1 Becher Sahne*
- *2 EL Honig*
- *fünf Tropfen ätherisches Öl (Lavendel oder Melisse wirken entspannend, Orange wirkt belebend)*

Maske

2 EL **Quark**, $^1/_2$ pürierte **Banane**, 1 EL **Honig** gut vermischen, 5-7 min. einwirken lassen, mit lauwarmem Wasser entfernen.

Öllämpchen

Lavendelduft beruhigt bei Schlafstörungen.

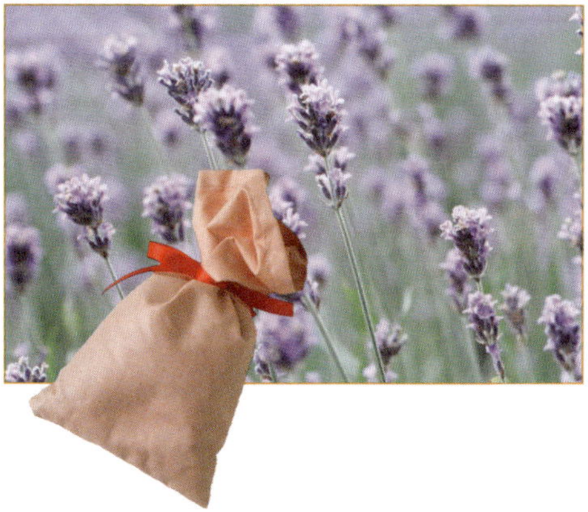

Schlummerkissen

Säckchen mit **Hopfenzapfen** wirkt beruhigend.

Da war doch noch was

Das Angst einflößende Cholesterin

Etwa $^3/_4$ des Cholesterins, das unser Körper benötigt, stellt er in der Leber selbst her. Cholesterin ist schwer wasserlöslich, deshalb verpackt es der Organismus in Eiweißhüllen, um es im Blut zu transportieren. So entstehen aus Cholesterin und Eiweiß die sogenannten Lipoproteine. Diese haben eine unterschiedliche Dichte.

INFO

Cholesterin ist eine fettähnliche Substanz, die wir brauchen, um mit ihrer Hilfe Zellwände aufzubauen und Gallensäure, Hormone und Vitamin D zu bilden.

LIPOPROTEINE

„böses" LDL (low density lipoproteins)	■ geringe Dichte ■ können gefährliche Ablagerungen (Plaques) an den Gefäßwänden bilden ■ Optimaler Wert: 160 mg/dl (falls zwei und mehr Risikofaktoren – Bluthochdruck, Diabetes, Rauchen, Übergewicht, Herz-Kreislauf-Erkrankungen – vorhanden sind: 130 mg/dl; bei Diabetes oder wenn man bereits eine ernste Gefäßerkrankung hatte: 100 mg/dl)
„gutes" HDL (high density lipoproteins)	■ hohe Dichte ■ nehmen diese Ablagerungen teilweise wieder auf und transportieren sie zur Leber zurück ■ Optimaler Wert: mind. 40 mg/dl

Das Verhältnis LDL zu HDL sollte unter 3 liegen!

Der Anteil der Triglyzeride (Verbindungen aus Glycerol und Fettsäuren, ca. 90% der täglich aufgenommenen Fette), die ein weiterer wichtiger Fettstoff im Blut sind und bei der Entstehung der Arteriosklerose eine Rolle spielen können, sollte unter 150 mg/dl liegen.

Tipps bei erhöhten Werten: Sport, Ernährungsumstellung, Stressmanagement.

ACHTUNG

- *wenig gesättigte Fettsäuren essen (in tierischen Fetten, z. B. in Fleisch, Butter)*
- *viele (mehrfach) ungesättigte Fettsäuren essen (in Olivenöl, Rapsöl, Seefisch wie Makrele, Lachs, Tunfisch – hier vor allem Omega-3-Fettsäuren)*

Das Geheimnis der Omega-3-Fettsäuren

Omega-3-Fettsäuren sind ursprünglich in Algen enthalten. Seefische wie Makrele, Lachs und Hering ernähren sich von Algen, nehmen die Omega-3-Fettsäuren auf und speichern sie in ihrem Körperfett.

Auch die Alphalinolensäure zählt zu Omega-3-Fettsäuren – ist aber weniger bedeutend (z. B. in Lein-, Soja- und Rapsöl).

Unsere Empfehlung: Essen Sie 2-3 Mal pro Woche Seefisch, frisch oder aus der Dose.

TIPP

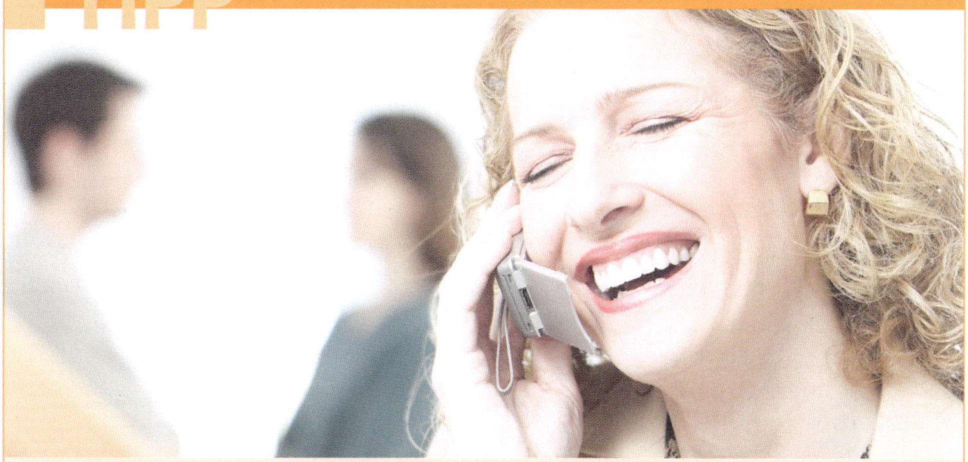

Vergessen Sie bei allen gut gemeinten Tipps nicht, sich zu freuen! Oft können Sie schon durch einfachste Dinge Ihr Leben positiv und gesund gestalten – lachen Sie doch mal wieder! Lachen ist und bleibt der Königsweg, um die Seele zu befreien, das Immunsystem des Körpers zu stärken und somit dem Burnout-Syndrom keine Chance zu geben. Allein durch die Vorfreude auf ein schönes Ereignis wird das Stresshormon Cortisol um 39 Prozent abgebaut und das „Gute-Laune-Hormon" Endorphin steigt um 27 Prozent. Dadurch kann der Körper Infektionen und andere Krankheiten besser bekämpfen. Also: Viel lachen!

Anti-Stress-Programm
für blitzschnelle Entspannung im Alltag

1.

Trinken Sie viel! Gönnen Sie sich zwischendurch einen unserer Anti-Burnout-Drinks – z. B. einen ***heißen Ingwertee****, wenn Sie schnell frösteln. Ansonsten: viel* ***Wasser*** *und* ***Kräutertees*** *(Kamille, Fenchel, Thymian, Melisse, Gingko oder Ginseng) trinken!*

2.

Wer viel zu tun hat und unter Leistungsdruck steht, sollte mittags eine Mahlzeit mit ***grünen Bohnen*** *essen. Dieses Gemüse enthält viel Vitamin B5, ein Anti-Stress-Vitamin. Außerdem hilft das Spurenelement Molybdän, Energie aufzubauen. Ein weiterer Pluspunkt: Grüne Bohnen machen nicht nur schlank, sondern auch schnell satt.*

3.

Wenn Sie endlich im Feierabend „angekommen" sind, überlegen Sie in Ruhe, worauf Sie heute Abend Appetit haben. Wie wär's mit einem ***knackigen Feldsalat****? Dieser Salat enthält viel Vitamin C und Magnesium, das uns stark gegen Stress macht.*

4.

Als Nachtisch dürfen Sie auch ab und zu etwas Süßes genießen: Wenn Sie ***Marzipan*** *lieben, dann greifen Sie bei Pralinen, Weihnachtsstollen oder beim Teegebäck ruhig zu! Die vielen hochwertigen Nährstoffe, Vitamine und Mineralstoffe in Marzipan geben Kraft bei körperlicher und geistiger Anspannung und bringen uns schnell wieder in Schwung.*
Doch vergessen Sie nicht: Neben wertvollen Mandeln enthält diese Süßigkeit auch Zucker, deshalb sparsam damit umgehen.

5.

Sind Sie in der kalten Jahreszeit beim Einkaufsbummel in der Stadt unterwegs und suchen nach einem schnellen Energie-Kick? Dann kaufen Sie sich heiße ***Maronen****! Diese leckere Gattung von Nüssen enthält viel Eiweiß, Magnesium, Kalium, Kalzium, Eisen und die Vitamine E, C und B. Sie stärken unsere Nerven und machen uns vital.*

6.

Lust auf einen „echten" Fernseh- oder Kinoabend mit ***Popcorn****? Kein Problem, denn Popcorn liefert unglaublich viel Vitamin B1 für die Nerven, es baut schnell Energie auf, macht uns gelassen und stärkt durch große Mengen Zink unser Immunsystem. Außerdem bringt es gute Laune – z. B. wenn Sie den Mais in lustiger Runde selbst zum Springen bringen!*

7.

Jeder, der mit dem Auto zur Arbeit fährt oder in der Ferienzeit unterwegs ist, hat sicher schon einmal im Stau gestanden. Eine wahre Geduldsprobe für die Nerven! Beugen Sie rechtzeitig vor, indem Sie viel Magnesium und Vitamin C zu sich nehmen (Vollkornbrot, mageres Schweinefleisch, Paprikaschoten, Kiwis). Und um die schädlichen Umweltgifte zu neutralisieren, essen Sie einfach öfter ***Brokkoli****.*

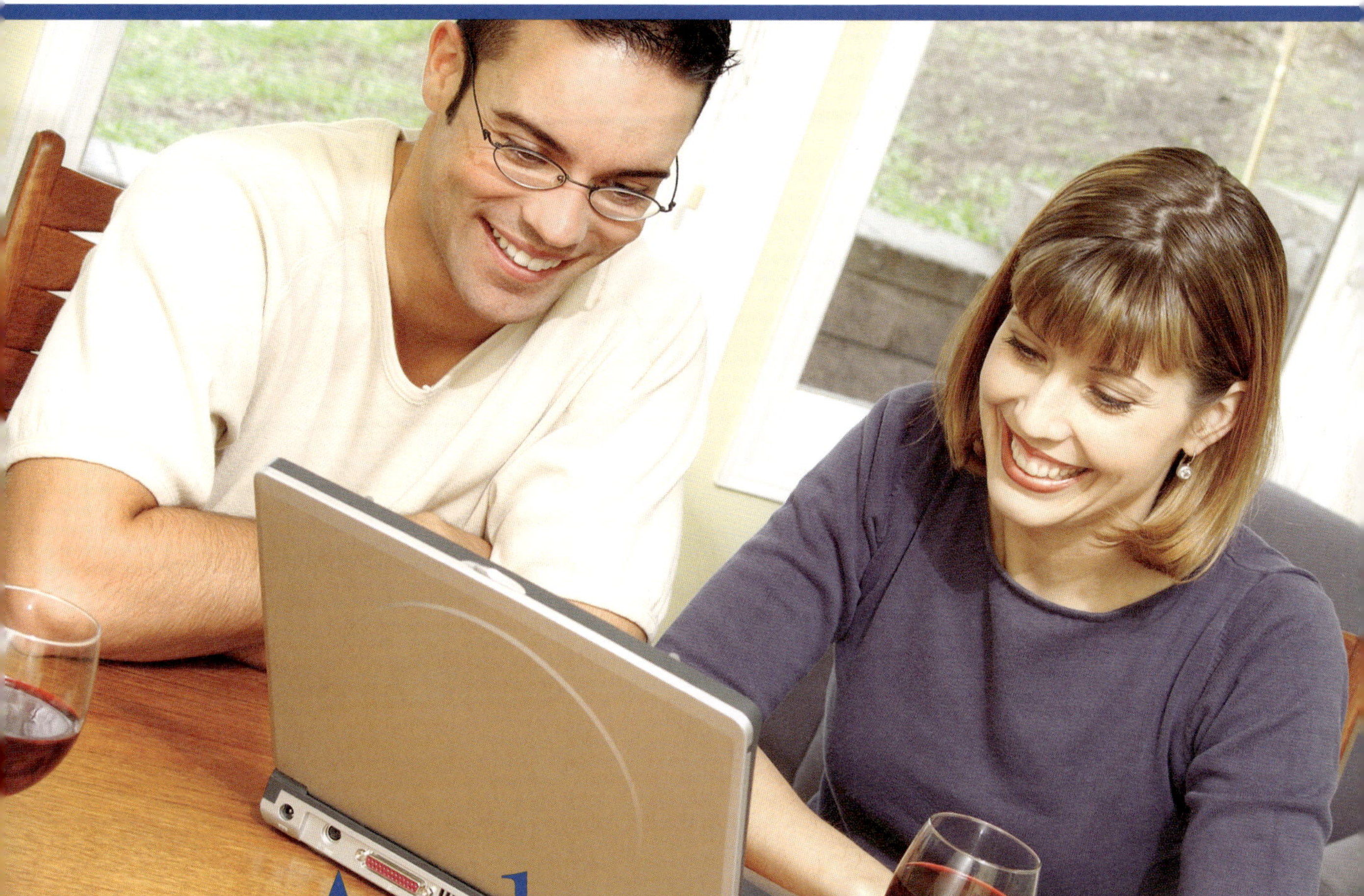

Anhang

Adressen

- Auswertungs- und Informationsdienst für Ernährung, Landwirtschaft und Forsten (aid) e. V.
  Friedrich-Ebert-Straße 3
  53177 Bonn
  Tel.: 0228 / 849 90
  Fax: 0228 / 849 91 77
  www.aid.de

- Deutsche Gesellschaft für Ernährung e. V. (DGE)
  Godesberger Allee 18
  53175 Bonn
  Tel.: 0228 / 3 77 66 00
  Fax: 0228 / 3 77 68 00
  www.dge.de

Literatur

- Bankhofer, Hademar: Das Glück, gesund zu bleiben.
  Herbig Verlagsbuchhandlung GmbH, München, 2003.

- Karsten, Carien: Burnout besiegen.
  Verlag Herder, Freiburg im Breisgau, 2005.

- Peter Kölln KGaA, Köllnflockenwerke (Hrsg.):
  Peter Köllns Buch der natürlichen Ernährung.
  Elmshorn, 5. Auflage 2000.
  (S. 75: Anti-Stress-Müsli, Sonnen-Frühstück; S. 81: Marathon-Lasagne)

- Spitzbart, Dr. Michael: Leben Sie Ihr Glück.
  Wilhelm Goldmann Verlag, München, 2005.

- Szwillus, Marlisa: Rezepte für gute Laune.
  Gräfe und Unzer Verlag GmbH, München, 1999.

Internet-Links

- www.burnoutpraevention.de
- www.pal-verlag.de/burnout_test.html
- www.welt-der-rezepte.de

Kliniken

- Parkland Klinik, Bad Wildungen
  www.parkland-klinik.de
- Hardtwaldklinik II, Bad Zwesten
  www.hardtwaldklinik2.de
- Habichtswaldklinik Ayurveda, Kassel-Wilhelmshöhe
  www.habichtswaldklinik-ayurveda.de
- Klinik Rastede
  www.klinik-rastede.de

MEINE REZEPTE

MEINE REZEPTE

MEINE REZEPTE

Petra von Polanyi, Hans Wege

WETTERFÜHLIGKEIT? DAGEGEN GIBT'S REZEPTE

Tipps und Ratschläge für Alltag und Küche

Laut Umfragen leiden 54% aller Deutschen unter dem Phänomen der Wetterfühligkeit. Symptome wie Kopfschmerzen, Schwindel oder Erschöpfung stellen sich ein, wenn das Wetter Kapriolen schlägt – oftmals werden bestehende körperliche Beschwerden noch verstärkt. Doch wie kann man der Wetterfühligkeit trotzen? Wir raten: Kochen Sie sich wetterfit!

Die wenigsten Leute wissen, dass man mit gezielter Ernährung Wetterfühligkeit vermeiden oder zumindest abmildern kann. Die Rezepte dazu basieren auf den Jahrzehnte langen Erfahrungen des „Wetter-Praktikers" Hans Wege, die die Autorin Petra von Polanyi zusammengetragen hat. Daneben gibt sie vielfältige Ratschläge und Wohlfühltipps und informiert in einem Ernährungs-Special über die Bedeutung bestimmter Nahrungsmittel für Wetterfühlige sowie ideale Reiseziele.

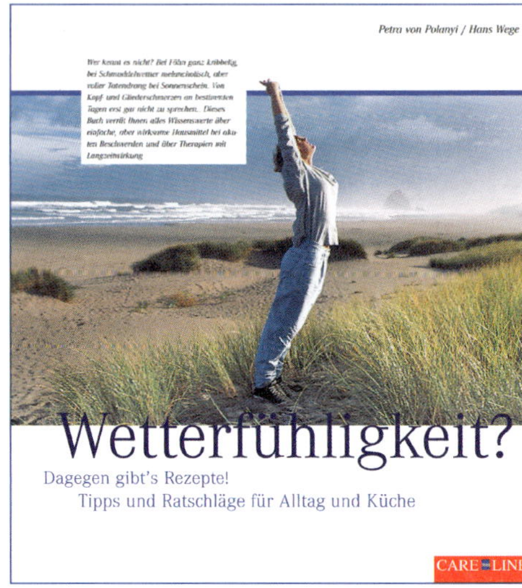

ca. 120 Seiten, 19 x 21 cm
ISBN 3-937252-89-4
ca. EUR 14,90

Gerlinde Heil

FAMILIE IN BALANCE

Ernährung, Bewegung und Entspannung

Familienleben heute – gar nicht so einfach! Egal, ob im traditionellen Rollenschema, alleinerziehend oder als „Patchwork-Familie", das Zusammenleben verschiedener Individuen mit eigenen Bedürfnissen stellt tagtäglich eine Herausforderung dar. Mithilfe dieses Ratgebers gelingt es, ohne großen Aufwand Balance ins Familienleben zu bringen. Grundlagenwissen zur Ernährung wird mit praktischen Ratschlägen – vom Einkauf, über die Küche bis hin zum Verzehr – verbunden.

Bewegung in den Familienalltag zu bringen, ist einfacher als man denkt! Man muss sie nur einplanen. Ob im Freien oder im Haus, Bewegung ist gesund, sorgt für Ausgleich und macht Spaß – vor allem gemeinsam.

Auch die Entspannung darf nicht fehlen. „Wellness", das Zauberwort unserer Tage, lässt sich ohne große Investitionen auch zu Hause umsetzen. Dieses Buch liefert die Ideen dazu. Und wer's exotisch mag, kann auch die Methoden anderer Kulturen ausprobieren.

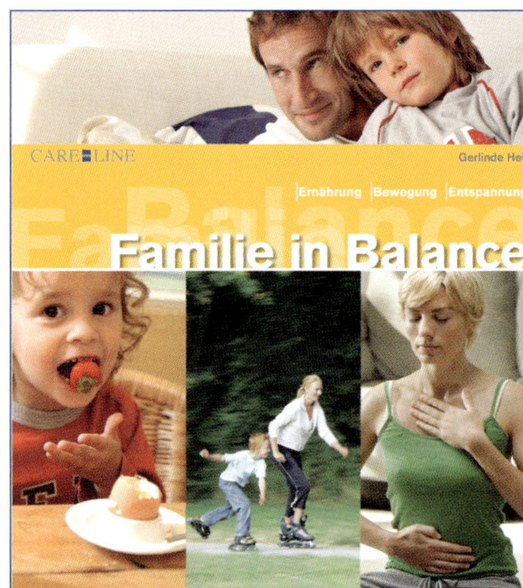

104 Seiten, 19 x 21 cm
ISBN 3-937252-48-7
EUR 12,90